チームマネジメントのための
行動科学入門

コミュニケーション・
リイマジニング
Communication Reimagining

山田隆文 著

クインテッセンス出版株式会社　2016

Tokyo, Berlin, Chicago, London, Paris, Barcelona, Istanbul, Milano, São Paulo, Moscow, Prague, Warsaw,
Delhi, Bucharest, and Singapore

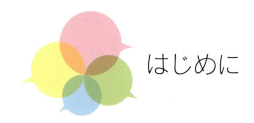

はじめに

　私は歯科医師で、口腔外科を専門としています。
　歯科医師が、なぜ、コミュニケーションの本を書くのかと、不思議に思われる方も多いでしょう。
　しかし、医療の現場で、たくさんの患者さんとコミュニケーションを取ります。
　来院される患者さんの多くは、痛みや悩みを抱えた弱い立場の方々です。
　患者さんの悩みを傾聴し、その本当のニーズを把握して、ぴったりの治療をしなければ、満足は得られません。
　以前に「でんたるこみゅにけーしょん─歯科医療面接総論─」（学建書院）という本を書かせていただきました。
　ちょうど、歯科医学教育にも医療面接という講義や実習や試験（共用試験や国家試験にも出題）が取り入れられたばかりの頃で、歯科医師や歯科衛生士を目指す学生さんたちのために、教科書になればと思って作ったものです。
　現在では、歯科医学教育では、在学期間の6年間を一貫したコミュニケーション教育が行われ、患者さんの気持ちを理解できる優しい歯科医師も増えてきたと思います。
　ただ、当時はサブタイトルに「歯科医療面接総論」と書いたように、医療面接の基本を中心にまとめたものです。
　ですから、歯科医師国家試験の出題基準や、歯科医学教育のコアカリキュラムに準じて書いたために、どうしても制限があり、実際のコミュニケーションの現場で起こるであろう、さまざまな問題点や、対処法については、ほとんど触れることができませんでした。
　ということで、コミュニケーションのさらなる先の世界を、補完する意味で、一度、まとめてみたいと思いました。
　今回は、あえて「でんたる」という言葉を省かせていただきました。
　その理由は、コミュニケーションは、単に、医療現場だけで交わされるものではないということ。
　さらに、患者さんとの関係だけでなく、歯科医師とスタッフ、スタッフ同士や、先輩や後輩の間でも交わされるものであること。
　また、チーム医療・福祉の現場では、医療職ばかりでなく福祉職などを含めた、さまざまな職種間で、お互いを尊重しながら意見交換をして協働していること。
　そういった意味で、今回は、医療従事者のみならず、どんな方が読んでも日常の生活の中でも使える、さらに、それだけではなく、普通の生活に中でも応用できるような、具体的で、使える、テクニックを集めてみました。
　コミュニケーションに関する本やセミナーは、非常にたくさんあります。
　経済産業省の示す「社会人基礎力」の中でも、コミュニケーションが第一にあげられているのも、それだけ重要視されているということの現れです。

多くのコミュニケーションの本は、二つに分類されます。
　一つは、大学レベルで研究されるような心理学的な教科書レベルのものです。
　しかし、翻訳された教科書の多くは非常に難解（英語のまま読んだほうが意味がわかりやすいこともある）で、それを現実のレベルで使用可能かというと、簡単にはいきません。
　もう一つは、ハウツー（How to）本と呼ばれるものです。
　すぐにでも使えそうな、格好いいフレーズが並んでいますので、読んでみると「ああ、そうだな」と、一見して納得したと錯覚する部分も多いと思います。
　お辞儀の仕方とか、声かけの方法とか、話し方であったり、テクニック重視のたくさんのものを目にします。
　それでは、そんな本を読んだり、有名な講師の講演会を聴いたり、セミナーに参加して、あなたのコミュニケーション力はどれくらい良くなったと思いますか？
　付け焼き刃の、見た目重視のコミュニケーションでは、すぐに悟られてしまいます。
　やはり、形だけではなくて、感情や気持ちと、心が伴ったものでなければ、到底、本当のコミュニケーションとはいえないのですね。
　さて、こういったスキルの修得ですが、形が先か、心が先かという問題があります。
　しかし、そんな本やセミナーの多くは、形から入るものばかりです。
　武道や茶・華道のでは、「守破離」といいます。
　これは、形が先にあり、形を覚えていく中で、意味がわかって、自ずと心が付いてくるという考え方です。
　しかし、心をどのように学ぶかまでは言及されません。
　質問をすると、お師匠さんに「自分で学びなさい」なんて言われます。
　たとえば、自転車に乗ったり、自動車の免許を取ります。
　逆上がりや、スキーやスノーボードをします。
　マニュアルを読んだだけで、いくら完璧に丸暗記をして、筆記テストで100点を取ったからといって、すぐに体が動いて実践できるわけではありませんね。
　はらはらどきどきしながら、何度も失敗し、転んだり、どうしてうまくいかないのか、どうしたらうまくできるのかを、試行錯誤しながら、ステップごとに、体で覚えていったはずです。
　そのようなステップを考えながら、もう一度、コミュニケーションをどのように学んできたかを、思い出す。
　それが、この本の目的です。
　しかし、この本では、あえて、テクニックにこだわらず、心から入る方法で書き進めていきたいと思っています。
　テクニックばかりでは、表面的でうわべだけのコミュニケーションを感じます。
　心が伴わないコミュニケーションは、意味がありません。
　心ができていれば、テクニックに頼らなくても、はじめは無骨でよちよち歩きかもしれませんが、自ずと、良好なコミュニケーションができるはずです。
　この本が、医療の現場のみならず、読まれた皆様が、楽しく、豊かな人生を送る手助けとなれば幸いです。

2016年5月

山田隆文

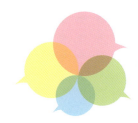

CONTENTS

🔴 基礎編　コミュニケーションとは何か？ ……………………………………… 7

1 コミュニケーションの意味するもの …………………………………… 8
　① コミュニケーションとは何か／8
　② コミュニケーションを意識するとき／9
　③ コミュニケーション・ツール／10

2 コミュニケーション・ディスオーダーはなぜ起こるのか？ …… 12
　① コミュニケーションの原則／12
　② コミュニケーション・ディスオーダー／13
　③ コミュニケーションの階層構造／14

3 協調性というトラップ ………………………………………………… 16
　① 協調性のトレーニング／16
　② コミュニケーションが対等じゃない／19

4 コミュニケーションを妨げるもの―ブロッキング― ………… 20
　① ブロッキング／20
　② コミュニケーションを妨げる因子／21

5 からだと心の発育のディスクレパンシー ………………………… 24
　① 子どものときの問題を解決しないまま大人になった／24
　② 大人になれない子どもたち／25
　③ 不都合なプログラミング／27

🟡 理論編　コミュニケーション・リイマジニング ……………………… 29

1 コミュニケーションをどのように学んだか？ …………………… 30
　① リイマジニング／30
　② コミュニケーションの獲得とディスオーダーの始まり／31

2 心の発達段階とコミュニケーション ……………………………… 32
　① アイデンティティとは何か／32
　② 大人の階段／34
　③ 発達課題／36

3 発達段階をリイマジニングする ……………………………………… 38
　① Stage1＜乳児期＞／38
　② Stage2＜乳児前期＞／40
　③ Stage3＜幼児期＞／46
　④ Stage4＜児童期＞／56
　⑤ Stage5＜青年期＞／58
　⑥ Stage6＜初期成年期＞／62
　⑦ Stage7＜成年期＞／64
　⑧ Stage8＜成熟期（老年期＞／66

応用編　リプログラミング ……………………………………………… 71

1　わたしはこんな人です …………………………………………………… 72
① アイデンティティの発達／72
② 境界線がわからない／73

2　あなたのまわりの困った人々 …………………………………………… 74
① あなたのまわりの問題児／74
② 環境が人を変えるのか？／76
③ コミュニケーションのディスオーダーを分析する／78
④ 選択権を譲り渡す危険性／81
⑤ 防御と抵抗／82

3　人生ゲームのアイテム …………………………………………………… 84
① あなたの本当の欲求／84
② あなたを動かす原動力／86
③ 感情の扱い方／91

4　ありのままの自分を受け入れる ………………………………………… 94
① モチベーション／94
② ありのままの自分を受け入れる／97
③ それでも、人は変われる／101

実践編　コミュニケーションのラストレッスン ……………………… 105

1　心のキャリブレーション ………………………………………………… 106
① コミュニケーションのための準備運動／106
② 自信と過信と劣等感／107
③ 客観的な見方のためのレッスン／108

2　笑顔と三つのテクニック ………………………………………………… 114
① 心の窓を開く笑顔／114
② きく・みる・はなす／115
③ 執着を手放す／118
④ 傾聴の重要性／119
⑤ コミュニケーションを円滑にするためのテクニック／120
⑥ すてきなチームマネジメント(ほんとうの協調性)／127

3　尊重と学び　コミュニケーションを豊かにするために ……………… 128
① 今ここにいること／128
② 鏡の法則／129
③ 感性を育てる／130
④ あなたのコミュニケーション力の卒業試験／131

索引 ……………………………………………………………………………… 132

基礎編

コミュニケーションとは何か？

1 コミュニケーションの意味するもの

1 コミュニケーションとは何か

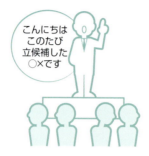
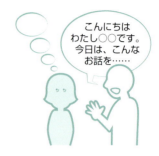

Q「コミュニケーションって何ですか？」

こう問いかけると、よく、「コミュニケーション[1]とは一所懸命に話すことです」という答えが返ってきます。

よく、選挙演説などを街頭で耳にしますが、まじめに聴いたことがありますか？

相手は一所懸命話しているのですが、いくら聴いても、何を話しているのか、きちんと理解できませんね。

対象を考えていないコミュニケーションは、相手の耳にはただの雑音にしかすぎません。

たとえば、セールスマンが、売りたい商品を売り込みます。

でも、お客さんに興味がなければ、話を聴いてもらえません。

それは、納得ではなくて説得をしようとしているからですね。

説得は、聴き手にはごり押しにしか聞こえないのです。

Q「コミュニケーションって誰に習いました？」

わたしたちは、誰に習ったわけでもなく、普通にコミュニケーションを取っています。

しかし、それはあくまでも経験的なものです。

コミュニケーションは空気のような存在で、普段はその存在を忘れていますが、コミュニケーションがうまくいかないと感じたとき、はじめて、その存在感を感じるのです。

実は、この「経験的なもの」こそが、コミュニケーションでトラブルの起こる最大の問題点となっているのです。

---

[1] ①社会生活を営む人間が互いに意思や感情、思考を伝達し合うこと。言語・文字・身振りなどを媒介して行われる。②動物同士の間で行われる、身振りや音声などによる情報伝達。　デジタル大辞泉　https://kotobank.jp/word/

2　コミュニケーションを意識するとき

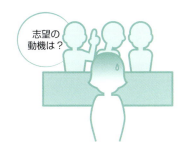
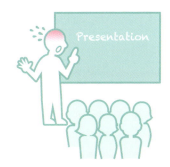

　通常の会話の中で、わたしたちは普段はコミュニケーションを意識していません。
　自分のコミュニケーションをとくに意識しなくてはならないのは、たとえば、試験の面接、大勢の聴衆の前でスピーチをしなくてはならないときなど、ある特殊な環境に置かれて、プレッシャーを感じたときにはじめて、その難しさを認識します。
「何をしゃべればいいのか？」
「ちゃんと言いたいことが相手に伝わるのだろうか？」
「予想外のことを訊かれたらどう答えればいいのか？」などです。
　コミュニケーション(communication)[2]を、辞書にあるように「社会生活を営む人間が互いに意思や感情、思考を伝達し合うこと」と、定義付けをすると非常に簡単に聞こえます。
　しかし、それほど簡単でもありません。
　コミュニケーションは、話し手（伝え手）がいて聴き手がいて、さらに、共通の手段があって、はじめて成立するものだからです。
　なぜなら、共通の言語[3]や概念がなければ、お互いの意思の疎通をすることができないからです。
　たとえば、共通のコミュニケーション手段を得るために、苦労して英会話なども勉強します。
　しかし、もし、その概念が根本から違っていたら。
　わたしたちが暮らしていくうえでは、たくさんの人とかかわっていきます。
　チームを組み、ときには、後輩や部下ができ、やがて、あなたがリーダーシップを取らなくてはならないこともあります。
　そんなコミュニケーションの深い部分を、紐解いてみたいと思います。

---

[2] コミュニケーション(communication)は、「考えや意思、情報を、ときには感情を交えて伝達をする」こと。動詞ではコミュニケート(communicate)になるが、「分かち合う」などという意味もある。語源はラテン語で、「共通したもの」という意味のコミュニス(communis)と、「共有物」という意味のコモン(common)であるといわれている。そこから、コミューン(commune)という言葉も派生。「親しく交わる」「公共の」「共同体」などという意味。

[3] 聖書の有名なバベルの塔の物語「人々が、天に届けと高い塔を作ろうとしていました。それを見た神様は、人々の思い上がりを感じてしまいました。そこで、みんなの言葉を変えてしまったので、お互いのコミュニケーションが取れなくなってしまいました」（旧約聖書「創世記」11章1～9節）。この逸話からもわかるように、コミュニケーションには、「共通の」コミュニケーション・ツールが必要なのです。

3 コミュニケーション・ツール

①	Lingual Language	言語そのもの	話し言葉
②	Para-lingual Language	言語のまわりにあるもの	声の大きさ・高さ・音色 抑揚(アクセント・イントネーション) 早さ・間の取り方・リズム 発音の明瞭度 口の開き方
③	Body Language	身体言語	表情・視線 身振り・手振り 位置関係(高さ・距離) 接触(握手・肩を組む・頭をなでる)
④	Another Communication Tools	それ以外のコミュニケーションツール	書き言葉(ひらがな・カタカナ・漢字) メールやライン・ツイッターなど 手話・ブロックサインや手旗信号など 絵画やイラスト 味覚 匂い(フェロモンや香水)

コミュニケーションの方法[4]には言葉だけではなく、他にもたくさんのものがあります。

①リンガル・ランゲッジ

コミュニケーション・ツールの一つ目は「言葉」です。

「ランゲッジ(language)」です。

文字としての言葉の意味もありますが、口を使い声を出し、舌を使って(lingual)構音し、耳で聴きますので、「リンガル・ランゲッジ(lingual language)」です。

②パラ・リンガル・ランゲッジ

二つ目のツール、「パラ・リンガル・ランゲッジ(para-lingual language)」です。

paraという接頭語は、ここでは「近くの」とか「まわりの」という意味で使っていますので、言葉に付随する何かです。

よく、言葉だけによるコミュニケーションは、実際は10〜20%しかないなどといわれています[5]。

実際には、同じ言葉でも、ちょっとしたそのときどきの状況で、相手への伝わり方がさまざまに変化をしてきます。

実は、言葉そのものを意味することよりも、その言葉の発せられた前後関係であったり、アクセントやイントネーション、話す早さや、間、声の大きさなどのほうが、はるかに重要な意味を伝えていることもあります。

たとえば、同じ「おはよう」でも、すがすがしい天気のときと、遅刻をして上司に見つかったときの「おはよう」では、まったく違ったニュアンスになります。

言葉は、交流分析の裏面交流などのように、その発せられるシチュエーションによって、まったく違った意味になるかもしれません。

---

[4] 山田隆文:でんたるこみゅにけーしょん―歯科医療面接総論―. 学建書院, 東京, 2011.
[5] メラビアンの法則。

③ボディ・ランゲッジ

三つ目のツールは、「ボディ・ランゲッジ(body language)[6]」です。

文字通り、体で表現する言葉です。

ちょっとした目の動きから、笑顔やしかめっ面などの表情もありますし、身振りや手振りもあります。

実際には、わたしたちは普段から、無意識のうちにいつもボディ・ランゲッジを使っています。

もっとも、言語と表情が必ずしも一致しない[7]ところが問題となることもあります。

もちろん、メンタリズムやプロファイリングのように、それを積極的に利用する方法もあります[8]。

④その他のコミュニケーション・ツール

はたして、言葉だけで、正常なコミュニケーションが行えるでしょうか？

実際に、文字だけでやりとりするために、ブログやツイッターなどが炎上[9]したということをよく聴きます。

最近流行のラインなどでも、書かれた文字通りに読み取ってしまいますので、トラブルになることもままあります。

実際に相手の顔も表情も見えない状況では、前後関係などのシチュエーションがわかりませんので、ネガティヴな言葉は、その意味するところのままに受け取られます。

ですから、メールで用いられている顔文字やイラスト[10]、ラインのスタンプ[11]などは、言葉で表現できない部分を補完しているのですね。

同じ意味でも、漢字とひらがな、カタカナ、英語表記でもニュアンスが違います。

また、フォントや書き方によっても変化します。

さらに、わたしたちは、言葉意外にもさまざまな方法で意思を伝達します。

手話や手旗信号、野球などのブロックサイン、モールス信号や手旗信号もあります。

動物の世界ではフェロモンなどの匂いや、樹に残された爪痕なども重要なコミュニケーションの道具です。

視覚的な絵画や写真であったり、聴覚的な音楽も多くのメッセージを物語ります。

ときには、香水や森林の香りなどの嗅覚や、味覚も、重要なコミュニケーションの伝達手段となります。

実際には、わたしたちは五感だけでなく、記憶力と想像力のすべてを統合して、コミュニケーションを取っているのです。

---

[6] D・アーチャー：ボディ・ランゲージ解読法．誠信書房，東京，1988．
P. エクマン・W.V. フリーセン：表情分析入門―表情に隠された意味をさぐる．誠信書房，東京，1987．
[7] ポール・エクマン：顔は口ほどに嘘をつく．河出書房新社，東京，2006．
[8] イアン ローランド：コールド・リーディング―人の心を一瞬でつかむ技術．楽工社，東京，2011．
[9] 何らかの記事に反応した批判や誹謗・中傷などが多く殺到して、収拾がつかなくなってしまう状態。
[10] 2010年からはUnicodeにも顔文字が登録された。
[11] 本来はstampなので切手や印鑑・印章などの意味であるが、ラインで添付されるさまざまなキャラクターを用いてシチュエーションや感情を込めたイラストのこと。

2 コミュニケーション・ディスオーダーはなぜ起こるのか？

1 コミュニケーションの原則

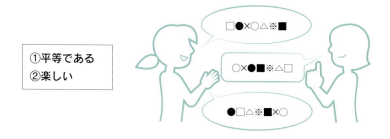

　コミュニケーションの原則は、「平等」で「楽しい」です。

　話すという能力は、人間の誰にでも備わっている能力です。

　もちろん、聴くという能力も、すべての人に備わっている能力です。

　わたしたちは、誰でも赤ちゃんのときには、ご両親の声を聴くことが楽しく、そして、話すことが大好きで、とても楽しいことだったはずです。

　その楽しさは、自分の知らない人や知識との交流のなかで、好奇心を満足させることだったからです。

　仲の良いお友達とのおしゃべりは、時間の経つのも忘れてしまいます。

　一方で、ときどき、コミュニケーションが嫌い、という人に会います。

　コミュニケーションが楽しくないのですね。

　なぜ嫌いなんでしょう？

　何か、嫌なことがあったのでしょうか。

　あるいは、肩肘を張ってコミュニケーションをする人もいます。

　威圧的な話し方の人もいます。

　言葉を選んで、自分が傷つかないように、抑揚のない声でゆっくりと話す人もいます。

　おどおどしている人もいます。

　最近はSNS[12]疲れという言葉もあります。

　SNSでは、リアルタイムに無理やりコミュニケーションを取らなくてはなりませんから、気まずい関係になってしまうと、仲間はずれになったり、逆に抜けにくくなったりして、トラブルに発展してしまうこともあります。

　それでは、コミュニケーションがうまくいかないのは、どのような問題が起こっているのかを考えていきます。

---

[12] ソーシャル・ネットワーキング・サービス (social networking service) の略。ラインやツイッター、フェイスブックやブログなど。

2 コミュニケーション・ディスオーダー

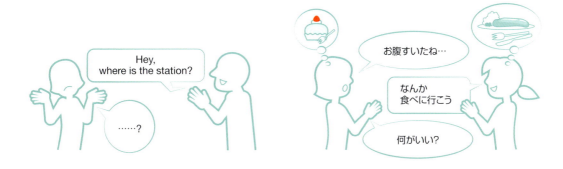

コミュニケーションが難しいと感じるようになったのは、いつの頃からなのでしょう。
ただ、自分の言いたいことを伝えればいいのだ。
一所懸命に話しているのに、相手にうまく伝わらない。
やがて、話すことだけがコミュニケーションではないことに、気がつくからです。

伝わらない理由は何でしょうか？
言いたいことを声に出してみたら、もちろん相手が喜んでくれる場合もあります。
でも、いつもそうであるとは限りません。
相手がこちらの話していることを、聴いていないこともあります。
あるとき、いつもと同じように伝えたのに、相手があからさまに不快感を示したことに気がつきました。
コミュニケーションは、ただ単に情報だけを伝えているのではなくて、気持ちや感情も伝えていることに気がついたからです。
感情のやりとりは、ときとして、思い通りにならないこともあります。
だから、話がかみ合いません。
言葉だけでは、いつも、自分の考えや感情のすべてが伝わるとは限らないからです。
もし、苦手な英語[13]で道を聞かれたら、逃げ出してしまうかもしれません。
同じ言葉のはずなのに、別の意味で伝わってしまうこともあります。
「お腹すいたね」
「なんか食べに行こう」
でも、一人は、がっつり焼き肉をイメージしていたかもしれませんし、もう一人は、スイーツを食べに行きたかったのかもしれません。
そのかみ合わなさを、ディスオーダー[14]といいます。

---

[13] 日本人と英語圏では、メンタリティも違う。交渉ごとでよく耳にするのは、欧米人は「わたしはこう思う」とはっきり言うのに対し、日本人は「われわれはこう思う」、さらに、「帰って、上司と相談します」と、自分の意見を言えない。

[14] disorder は混乱というような意味で、接頭語の dis- は否定や反対の動作を示す。order は順序や秩序、命令などを意味する。したがって、順序や秩序や命令がうまくいかなくなってしまった状態である。

3 コミュニケーションの階層構造

1）パソコンと心の類似性

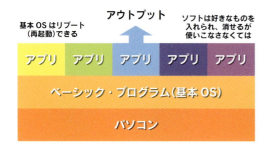
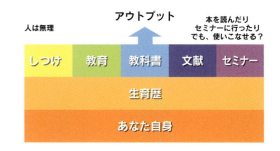

　言語機能は、徐々に単純なものから複雑なものへ、単語から分節、文章へ、そして、概念も具体的なものから客観的なものへと発達していきます。

　パソコンを例えにしてみます。

　パソコンは、パソコンの機械本体と、WindowsやMac OSなどのベーシック・プログラム（基本OS）、そして、その上で動くさまざまなアプリケーション・ソフトの3段階で構成されています。

　それを、使いこなすのがわたしたちです。

　さて、わたしたちのコミュニケーションの仕組みは、パソコンの本体である体があり、そして、ベーシック・プログラムの生育歴や教育歴や経験があります。

　その上にあるのがアプリケーションで、わたしたちが学んできたテクニックです。

　どんなすばらしいソフトでも、本体と基本OSがなければ動きません。

　つい、わたしたちはすぐに使えそうな見た目の良いスキルだけを学ぼうとします。

　では、ハウツー本や講習会だけで、本当にスキルを使えるでしょうか？

　新しいスキル（アプリケーション・ソフト）を入れたからといって、必ずしも、それが、あなたのコミュニケーション用のパソコンで動くとは限りません。

　それを使いこなすには、練習も必要です。

　もし、本体が壊れていたり、プログラムにバグ[15]があったり、コンフリクト[16]したり、ときには、フリーズ[17]をしていたら、うまく働きません。

　パソコンであれば、買い換えることも、壊れているソフトを再インストール[18]することも、アップデート[19]することもできますし、システムが不調になれば、リブート[20]（再起動）すると直ることもあるかもしれませんが、人間では無理ですね。

　残念ながら、人生の再起動はできませんので、基本OSに戻って見つめ直していく必要があります。

---

[15] bug：虫という意味。プログラミングなどの欠陥を意味している。
[16] conflict：衝突とか矛盾という意味。同時に別々の命令が入力され、処理できなくなった状態。
[17] freeze：凍ること。パソコンが動かなくなって、止まった状態。
[18] reinstall：壊れたソフトなどを再度はじめから入れ直すこと。
[19] update：最新のものにすること。最新のものに、修正・追加・更新を行うこと。
[20] reboot：再起動。一度スイッチを切って、再度入れ直すこと。

2）その選択は、本当にあなたの選択ですか？……人生のプログラミング

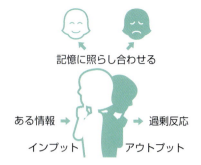

```
Q「あなたの好きな色は？」
Q「あなたの好きな食べ物は？」
Q「それは、いつからですか？」
Q「あなた自身の選択ですか？」
```

　パソコンでは、ある質問をインプットすれば、必ず同じ答えのアウトプットが出ます。それは、プログラミングでそう決められているからです。正しいプログラミングが組み込まれていれば、正しい答えが出ます。

　でも、もし、そのプログラムに間違いがあったら、正しい答えが出てきません。

　わたしたちのコミュニケーション能力も同じです。あるコミュニケーション情報がインプットされると、経験や記憶に照らし合わせて、なんらかの反応が起こります。問題は「経験や記憶に照らし合わせて」という部分です。

　わたしたちの成長過程の中では、ゲームと同じように、さまざまなイベントが発生します。そこには、さまざまな人生のアイテム（経験）がありますが、すべての人が、必要なすべてのアイテムを集めてきたとは限りません。

　もし、その経験から、間違ったプログラムが組み込まれてしまったとしたら？

　わたしたちの行動するときの動機づけが、さまざまな感情、とくに＜恐怖[21]＞に裏付けされていることも、コミュニケーションを難しくしている大きな要因です。

　では、いつそのようなプログラミングが行われてしまったのでしょうか[22]？

　それでは、究極の質問です。

　あなたの選択が、ご両親や、環境や、受けた教育や、読んだ本や観た映画や、流行や、お友達や、恋人や、そういった人々の影響をまったく受けていないと、自信を持って答えられますか？

　「その服かわいいね」と言われて、気づかないうちに恋人の好みを選んでいたりします。

　雑誌などで取り上げられたファッションや、スイーツのお店などにだって、流行りすたりがありますね。

　自分の選択がほんとうに、決して誰かに流されていないと断言できるでしょうか？

---

[21] ホームズ＆レイが1967に、ライフイベントのストレスを段階別に表している。生活変化単位値（life change unit：LCU）・社会再適応評価尺度（social readjustment rating score：SRRS）などと呼ばれる。配偶者の死を100とすると、離婚73、自分の病気や傷害53、結婚50、転職36、仕事上の責任の変化29、就学・卒業・退学26、上司とのトラブル23、住居の変更20などと、グレーディングしている。

[22] https://ja.wikipedia.org/wiki/ ジンクス：jinx。縁起の悪い言い伝え。さまざまなものがあり、生活に密着した教訓・習慣・法則の一つ。科学的根拠に基づかず、経験に基づき唱えられる場合が多い。「猫が顔を洗うと雨が降る」「黒い猫が横切ると悪いことが起こる」などなど、ある条件付けによって、次のイベントが発生する、と思い込んでいる。

3 協調性というトラップ

1 協調性のトレーニング

1）協調性

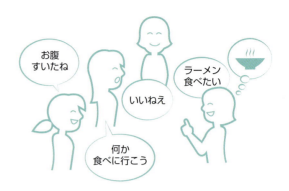

　協調性[23]とは「他の人と物事をうまくやっていける傾向や性質」とあります。
　もちろん、人は一人では生きていけません。
　農家が食料を生産し、それを運ぶ人と加工する人と売る人がいます。
　それぞれの職業が、協調性を発揮しているから、人間社会が成り立っています。
　しかし、協調性というのは、日本人特有の考え方のようです[24]。
　外国には、適当な表現がありませんでした。

　一つの例を挙げてみます。
　何人かのお友達がいました。
Aさん「お腹すいたねえ」なんて、話しています。
Bさん「何か、食べに行こうか？」
Cさん「いいねえ」
Dさん「ラーメン食べたいなあ！」
ＡＢさん「それいいねえ！」
Cさん「（心の中で、今日はそんな気分じゃないんだけどね……）」
　ここが人生の分かれ目です。
　あなたの人生を何が突き動かしているのかを考えてみましょう。
　さあ、あなたがＣさんだとしたならどうするでしょうか？

---

[23] https://ja.wikipedia.org/wiki/協調性。協調性とは異なった環境や立場に存する複数の者が互いに助け合ったり譲り合ったりしながら、同じ目標に向かって任務を遂行する素質。

[24] 協調性という外国語表現を紐解いてみても、日本語のような意味の表現はない。conciliation や placation は、不信や憎悪を沈めて打ち勝つ行為とある。調停・譲歩・懐柔というニュアンス。mediation は、解決のための介入であったり、相違点を解消すること。和解する。peace という単語も出てくるが、停戦であり、平和であり、精神的な緊張や不安のない心の平穏状態。どうも、協調性というのは、日本に特有のメンタリティのようである。もっとも近い表現は harmony。

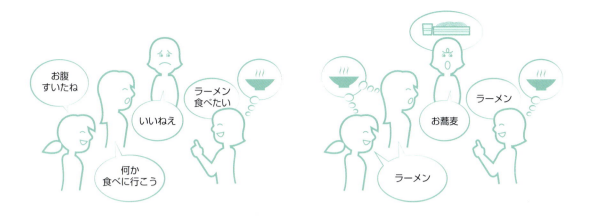

2）ネガティヴ・パターン　押し殺す

あなたの「いいわね」は、本当にあなたの本心でしょうか？

ほんとうに食べたいのならいいのですが、そうでなければ、協調性ではありません。ここでは、自分の気持ちを押し殺しています。

なぜ、自分の意見を言えなかったのでしょうか？

問題は、ここにあります。あなたの心はすっきりしていますか？ワクワクしていますか？それとも、「ああ嫌だなあ」と思っているでしょうか？

でも、協調性が大事なので、みんなに合わせなくてはいけないのでしょうか？

なぜ、ここで自己主張ができないのでしょうか？

自分の意見を言うことによる、気まずさや恐怖心でしょうか？

その恐怖は何に対してなのでしょう？

仲間はずれになること[25]？

お友達に、嫌われること？

3）民主的パターン　多数決

勇気を出してＣさんが「今日は、暑いからさっぱりお蕎麦の気分なんだ」と言ったとします。

他の人が、「それもいいわね」と言ってくれるかもしれませんし、「やっぱ、ラーメンよね」と言うことになるかもしれません。

民主主義では、「じゃあ、ラーメンの人、手を挙げて」となります。

もし、多数決で負けたら、あなたは、不本意でもラーメンを食べに行きますか？

はたして、それが、本当の協調性でしょうか？

でも、あなたの本音はどうでしょうか？

本当に、それでいいのですね？

こうやって、何度も同じような選択が繰り返されることによって、一つのパターンが形成されていきます。これこそが、悪いプログラミングに他なりません。

しかし、この例は、あくまでも、みんなが平等であるというシチュエーションです。

---

[25] 昔は、村八分ということもあった。村社会（コミュニティ）の中で、掟や秩序を破った人への制裁行為。共同絶交。

4）ポジティヴ・パターン　提案

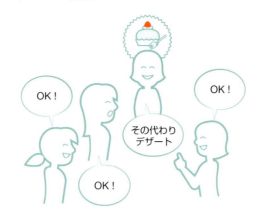

　　では、ラーメンの続きです。
　　もう一つのパターンがあります。
　　わたしならば、こんな風に解決をします。

Cさん「わたし、今日はラーメンの気分じゃないから、一人でお蕎麦食べてくるね」
ABDさん「え〜！つまんないよ」
Cさん「そのかわり、一時間後に集合して、デザート食べに行こう！」
ABDさん「大賛成！」
　　この、コミュニケーションはうまく成立したでしょうか？
　　誰もが満足しています。
　　みんなすっきりです。
　　そして、誰も、何も犠牲にしていません。

　　何年か前のことです。おもしろい夫婦に出会いました。
　　南アルプスの白鳳三山に登って、きれいな夕陽を眺めていました。
　　と、一人の中年の男性が、電話をかけています。
　　「お一人ですか？」と尋ねると、すばらしい答えが返ってきました。
　　「二人で一緒に来たんですけどね、うち女房、登ったことないってんで、向こうの山に登っているんですよ（と、向かいの日本第二位の北岳を指さして）」
　　だから、「今、どんな？」なんて連絡を取っていたのだそうです。
　　どう、思われますか？
　　旦那さんも、奥さんも、どちらも、お互いを尊重して、何も犠牲にしていません。
　　これが、アサーティブ[26]な解決法です。
　　ところが、現実ではいつもこううまくはいきません。
　　「オレがオレが」という自己主張の激しい人もいれば、引っ込み思案な人もいますので、コミュニケーションの相手はバラエティーに富んでいます。

---

[26] 森田 汐生：あたらしい自分を生きるために―アサーティブなコミュニケーションがあなたを変える．童話館出版，長崎，2005．

2　コミュニケーションが対等じゃない……

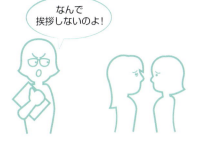

　さて、対等なお友達同士の会話ならうまく行きました。
　しかし、社会生活の中では、年長者もいれば、上司もいます。
　教科書的には、コミュニケーションは対等であるなどという大前提を掲げておきながら、残念ながら、現実の社会では対等なシチュエーションなんて滅多にありません。

　ある日、仕事で大学病院のエレベーターに乗りました。
　見るからに教員らしい女性が乗っています。
　途中の階で止まり、学生さんらしい女の子が数人乗り込んできました。
　扉が閉まった途端、わたしはびっくりしました。
　女性の教員が、間髪入れずに、こう言い放ったのです。
　教員「なんで、挨拶しないのよ？！」
　学生「……」

　実際には、そんな理不尽な人間関係がたくさんあります。
　上下関係のあるコミュニケーションは、上の立場の人はお願いのつもりで言ったとしても、それは下の立場の人には命令としか感じられないこともあります。
　下の人からの提案は、上司には批判やクレームにしか聞こえないかもしれません。
　ここにも、コミュニケーションのずれ（ディスオーダー）が生じてしまいます。

　こういったことの積み重ねが、わたしたちのコミュニケーションに対する苦手意識を生み出していきます。
　もちろん、この場合の学生にも部下にもポジティヴで、アサーティブな対応法もあります。
　教員も上司も、もっと和やかで、相手を育てようという気持ちの表れたコミュニケーションの方法があるはずです。
　もちろん、学生や部下の立場でも、相手の怒りを買わない、もっとうまい方法があるはずです。
　このままでよくはありませんね。
　もう一歩進んで、積極的にわくわくするような答えを導き出しますか？

基礎編　協調性というトラップ

4 コミュニケーションを妨げるもの
―ブロッキング―

1 ブロッキング

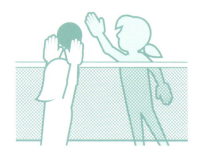

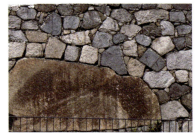

外敵を防ぐ石垣（名古屋城の清正石）

　　正常なコミュニケーションを阻害する、いくつかの問題があります。コミュニケーションを妨げている因子です。

　　Coleman は自己防衛規制[27]として、現実否認であるとか、補償、合理化、抑圧などと表現しました。

　　カウンセリングの世界では、よく、ブロッキング[28]という言葉を使用します。

　　ブロックというと、家のまわりを囲むブロック塀や石垣、バレーボールのアタックを止めるブロックなどをイメージすると思います。

　　まさに、都合の悪いコミュニケーションが、自分自身に悪い影響を与えないように防ぐためのものです。

　　バカの壁[29]です。

　　この壁は、作り出した本人には見えませんので、気がついていません。

　　しかし、他の人にはよく見えます。

　　ときには、とげとげのイバラがあるので、触った人が怪我をすることもありますし、機関銃を構えていることもあります。

　　コミュニケーションを妨げる因子を、以前、簡単に、バリア・エスケープ・エリミネイト・スタック・プログラミングという5つに分類[30,31]しましたが、その、深い理由や、その成り立ち、その因子を取り除く方法までは言及していませんでしたので、以下に説明します。

---

[27] 前田重治：臨床精神分析学．誠信書房，東京，1998．
[28] パソコンなどで、不用意な攻撃を受ける際に外からのアクセスを止めることがある。ファイヤーウォール。心も同じなので、警戒したり、壁を作ってしてしまうこと。
[29] 養老孟司：バカの壁．新潮社，東京，2003．
[30] 山田隆文：でんたるこみゅにけーしょん―歯科医療面接総論―．学建書院，東京，2011．
[31] 山田隆文：患者さんの心をつかむ10の方法．砂書房，東京，2002．

2 コミュニケーションを妨げる因子

①バリア

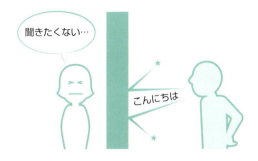

　バリア(barrier)というのは、防御壁のことです。
　まさに、セールスマンを撃退するのに、家の鍵をかけてしまうのと同じように、一般的な防御反応です。
　コミュニケーションの世界でも同じです。
　自分が、受け入れたくないアドバイスであったり、傷つきたくない厳しい言葉であったりは、あなたの心の平穏を乱すものですから、聴かないのが一番です。
　よく、喧嘩の最後でこんな言葉を発しませんか？
　「もういい！」「もう、聞きたくない！」
　これは、自分に害をなすコミュニケーションを遮断する、もっともお手軽な方法です。

②エスケープ

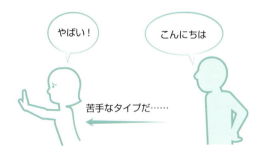

　エスケープ(escape)は、まさに、逃避です。
　自分が危険を感じたとき、いちばん確実な方法は、その危険から遠ざかることです。
　「君子危うきに近寄らず[32]」ですね。
　都合の悪い相手とは、出会わないのが一番ですので、コミュニケーションを取らないのが一番です。
　しかし、現実問題として、職員室に呼び出されたり、上司の長い話を聴かされることもあります。そのようなときの行動としては、ついつい、「いつ、終わるんだろう」と、時計を見てしまったりしませんか？
　まさか、デートのときに携帯のメールをチェックしてしまったりしていませんよね。

---

[32] 孔子の論語の言葉といわれているが、出典は不明。反対の言葉に「虎穴に入らずんば虎子を得ず」。

③エリミネイト

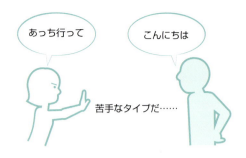

エリミネイト（elimineate）は、排除することです。

嫌いな相手や苦手な相手は、目の前から消えてくれるのが一番です。

無視することもあります。

あからさまに、「今、忙しいの」「ごめん、あなたに話しているんじゃないの」「あとで」とか、追い払ってしまうこともあります。

よく、病院に来た小さな子どもさんに、白衣を見た瞬間「バイバイ」と言って、いきなり拒否されてしまうこともあります。

④スタック

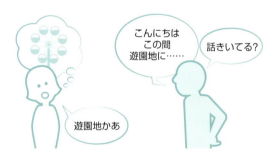

スタック[33]（stuck）は、思考の停止状態です。

まったく、コミュニケーションが成り立ちません。にっちもさっちもいかない状態です。

相手の話しているキーワードで、自分が興味を持っていることがあると、ついつい、そこから妄想が広がってしまうことがあります。

「この間、遊園地行ってきたんだ……」

あなたの頭の中では、「いいなあ、最近行ってないなあ、そろそろ行きたいなあ。いつ、行こう……」と考え始めています。

わたしたちの頭は優秀なのですが、残念ながら、一度に一つのことしか考えられません。

一つの考えにはまっている状態のときには、相手の話はまったく聴こえていないのです。

残念なことに、傾聴の難しさはここにあります。いかに、相手の言うことに集中するかが、コミュニケーションの成否にかかわってきます。

最近では、小学校でもディベートの授業が取り入れられてきていますが、きちんと自分の意見を伝えるのは、まず、相手の言うことをよく聴かなくてはならないのです。

---

[33] スタック（stuck）は一般的には、道路の渋滞や、山と積まれた仕事などを意味する。

⑤不都合なプログラミング

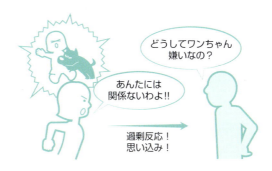

　プログラミング(programming)は、あなたの困ったプログラムです。
　Aという状況がインプットされると、Bという反応(アウトプット)が起こります。
　あとで、わたしたち自身が成長過程の中で、どのようなプログラミングが行われてきたかを解説していく予定です。
　このプログラムが、自分でコントロールできるポジティヴなものだけならいいのですが、ときには、使いこなせない難しいプログラムかもしれません。
　すべて、自分で組み込んだプログラムならいいのですが、もしかすると、ウイルスのように、あなたの知らないうちに組み込まれているかもしれません。しかも、あなたの望まないネガティヴな反応が起こってしまうかもしれません。
　思い込みもあります。
　過剰反応で、感情が爆発してしまうこともあります。
　自分では、コントロール不能に陥ってしまうこともあります。
　ときには、まったく、気づかずに反応していることさえあります。
　こういったプログラムは、わたしたちの生育歴そのものに他なりませんが、実は、これが、一番の厄介者だったりします。

　ブロッキングは、コミュニケーションの際に会話だけでなく、視覚情報である服装や髪型やお化粧などの見た目や、声のトーンなどの聴覚情報や、香水の匂い(臭い)などの嗅覚情報など、五感のすべてを総動員して起こってきます。
　もちろん、人生経験のどこかで、そういった情報に起因される嫌なことが起こりました。パブロフの犬のように、嫌な状況が起こったときに、その情報がありました。すると、嫌なことは起こっていないのにもかかわらず、似たような状況になると、嫌なことを追体験したくないので、防御したり攻撃する過剰反応を起こします。

　この本の中心的なテーマが、まさに、この不都合なプログラミングへの対処法です。
　なぜ、そのようなプログラミングができたのか？
　そのバグを修正する(バグフィックス[34])をしていきます。

---

[34] バグは虫を意味するが、bug fix・debug で、故障部分を修理する・取り除くというイメージである。ここでは心のゴミを取り除くというイメージ。

5 からだと心の発育のディスクレパンシー

1 子どものときの問題を解決しないまま大人になった

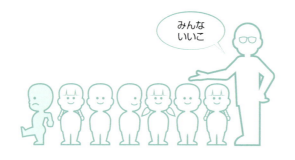
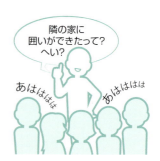

　　ネガティヴなプログラミングは重い負荷になることもあります。自己評価[35]が低いことも多く、自信がなく、自分に降りかかる問題解決もできません。他人との親密な関係が構築しにくく、協調性などの問題を抱えることもあります。自分の足りない部分を補完するために、独特の考え方や行動[36]を起こします。つまり、生活のために身につけてしまった処世術であり、悪い癖です。親や教員の怒りを買わないために、いい子[37]を演じます。自分に注意を向けたいので、いたずらを仕掛けたり、クラスの笑わせ役を買って出たり、自分のことそっちのけで、他人の面倒ばっかりみています。ときには、とばっちりを受けないように、忍者のように存在感を消しています。

　　そうすることで自身を維持していますが、正しいコミュニケーションではありません。

　　でも、そのままの生き方で大人になってしまったら？「感情の明確化[38]」によって不都合な部分を捨ててしまえば[39]いいのですが、簡単にはいきません。なぜなら、もう見たくない、もう思い出したくない、そんな感情や経験だから、あえて見えない場所にしまい込んだのですね。これを、引きずり出して、再体験するにはかなりの勇気が必要だからです。

---

[35] クリストフ・アンドレ：自己評価メソッド―自分とうまくつきあうための心理学．紀伊國屋書店，東京，2008．

[36] アダルト・チルドレンを、ヒーロー（優等生）、スケープゴート（問題児）、ロスト・チャイルド（いないふり）、クラウン（道化師）、ケアテイカー（お世話焼き）などと分類している。
アスク・ヒューマン・ケア研修相談室：アダルト・チャイルドが自分と向きあう本．アスク・ヒューマン・ケア，東京，1997．

[37] 宗像恒次：本当の自分を見つける本―いいこ症候群からの脱却．PHP研究所，京都，1997．

[38] 佐治守夫：ロジャーズ クライエント中心療法 新版―カウンセリングの核心を学ぶ．有斐閣，東京，2011．
ハワード・カーシェンバウム編：ロジャーズ選集―カウンセラーなら一度は読んでおきたい厳選33論文〈上・下〉．誠信書房，東京，2001．

[39] やましたひでこ：新・片づけ術「断捨離」．マガジンハウス，東京，2009．

2 大人になれない子どもたち

1）心の成長を止めてしまう

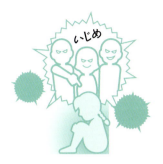
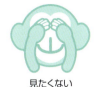
見たくない

話したくない

聞きたくない

　人は、放っておいても、否が応でも肉体的に成長します。

　しかし、それに伴って、精神発達が同時に成長するとは限りません。

　たまに、背伸びをして大人びたことを言う「こまっしゃくれた」[40]子どももいるし、逆に、ピーターパン症候群[41,42]のように、大人になることを拒否してしまうこともあります。

　自律（自立）できずに、ニート[43]や引きこもり[44]、パラサイト[45]になってしまうこともあります。

　一方で、「自分探しをしているのだ」などとうそぶいています。

　正常な発達過程から考えれば、本来は、自分探しは青春時代に終わったはずなのですが、大人になっても、ヒヨコについた卵の殻のように、自分を振り返ればいいのですが、それに気がつかずに引きずっています。

　ですから、最近では、大学で総合学科などという学科が目に付きます。高校生のときに、まだ、何になるか決まっていない。だから、大学に入ってからゆっくりと自分の進路を考えよう。

　しかし、日光東照宮の「見猿・言わ猿・聞か猿」のように、自ら自分の感覚を閉ざしてしまうと、もう、情報が入ってきませんから、成長もできません[46]。

　実は、そんな頑固な、扱いにくい大人たちが意外と身の回りにはたくさんいます。

　だから、コミュニケーションが面倒くさいと感じてしまうのかもしれません。

　もしかすると、「そんなことも知らないの？」「どうしてできないのよ？」「あたしの言うことが聞けないの？」などと言っている自分自身に気がつくかもしれません。

---

[40] 子どもの言うことが、妙に大人びていて小生意気である表現。

[41] ダン・カイリー：ピーター・パンシンドローム―なぜ、彼らは大人になれないのか．祥伝社，東京，1998.

[42] ピーターパン症候群は、1983年にアメリカ合衆国の心理学者ダン・カイリーが著した『ピーターパン症候群』（原題：Peter Pan syndrome）で提唱されたパーソナリティ障害。
門脇厚司・田島信元：おとなになったピーターパン．アートデイズ，東京，2006.

[43] not in education, employment or training の略、NEET。日本では15～34歳の非労働力人口で、通学も、家事も行っていない「若年無業者」を指す。

[44] 厚生労働省は「仕事や学校に行かず、かつ家族以外の人との交流をほとんどせずに、6か月以上続けて自宅にひきこもっている状態」としている。

[45] パラサイト・シングル（parasite single）。「学校を卒業しても、親と同居し、基礎的生活条件を親に依存している未婚者」と定義されている。

[46] 認知的閉鎖

2）背伸び

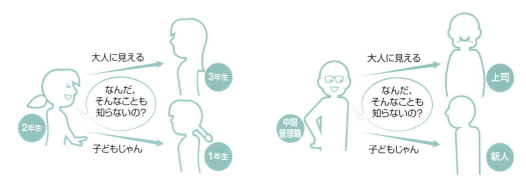

　最近、中二病[47]（厨二病[48]）という言葉を耳にします。
　「中学二年生頃の思春期に見られる、背伸びしがちな言動を自虐する語。転じて、思春期にありがちな自己愛に満ちた空想や嗜好などを揶揄したネットスラング」[49]と解説されています。
　最近では、大二病[50]という言葉もあれば、社二病[51]という言葉も派生してきています。
　さまざまな表現ですが、ひとくくりにすれば、肉体的・社会的成長と、精神的な成長のディスクレパンシーに他なりません。
　まず、中二病。
　中学二年生は、上級生と下級生にはさまれた中ぶらりんの状態です。
　中学一年になって、制服を着た。
　でも、まだ、精神的には小学校の延長線です。
　でも、算数は数学に変わった。
　でも、高校受験でがんばっている三年生を見ると、ものすごく大人に見える。
　背伸びをしてみる。
　さあ、二年生になると、小学校を出たばかりの新入生が入ってきた。
　自分から見ると子どもに見える。
　「わたしたちのほうが大人よ」と、突っ張ってみたくなるのも、わからないでもありません。
　同じことが、大学でも社会生活の中でもよく起こってしまいます。
　後輩ができた、部下ができたという環境におかれると、先輩や上司の真似をして、ついつい格好良く見せようと突っ走ってしまうのです。

---

[47] 塞神雹夜：中二病取扱説明書．コトブキヤ，東京，2008．
[48] ネット上で、幼稚な発言や、自分を誇張したり自慢するような発言をする人を、中学生を意味する「中坊」から隠語化された「厨房」や「厨坊」から来ていると思われる。
[49] https://ja.wikipedia.org/wiki/ 中二病：ラジオ番組『伊集院光のUP'S深夜の馬鹿力』で生まれた造語。
[50] 難波功士：大二病「評価」から逃げる若者たち．双葉新書，双葉社，東京，2014．
[51] https://kotobank.jp/word/ 社二病：「社会人二年目病」の略。社会に出て2年目頃に現れる、人間社会のことをわかった気になるために起こるとされる個人の状態。またその状態を揶揄した言葉。学術用語ではなく、明確な定義もない俗語。具体的には、先輩風を吹かせ新人に意見する、ゴルフや酒場遊びを始める、ビジネス書やわずかな経験などで得た知識をひけらかす、忙しいことを自慢する、といったことが挙げられる。

3　不都合なプログラミング

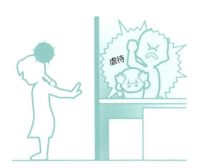
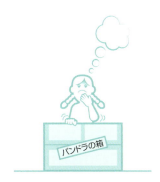

　わたしたちの精神発達が正しく行われ、成長過程で必要な経験をして、コミュニケーションに必要なアイテム（発達課題）をきちんと集めていれば、そんなトラブルに陥ることはありません。

　しかし、すべての人が、そのアイテムを集められるわけではありません。誰でも、人生のジグソーパズルには欠けたピースがあります。

　あるいは、間違ったプログラミングをされてしまったらどうなるでしょう？

　よく、トラウマ（trauma）とか、アダルト・チルドレン（adult children）という言葉を耳にします。

　トラウマというのは、心的外傷と訳されているように、過去に受けた、精神的に大きなネガティヴなイベントが、後々の人生に影響を及ぼしてしまうことです[52]。

　アダルト・チルドレンは、もともとは、アルコール依存症の親を見て育った人のことを指していました[53]。現在では、不健全な家庭環境で育った人の全般を意味するようになってきました[54]。虐待、喧嘩の絶えない家族とともに生活して、感情的な抑圧を強いられることがあると、学ぶべき課題を経験できなかったり、間違えたプログラミングがなされてしまいます。

　「それは、本当にあなた自身の選択ですか？」という質問の理由はここにあります。

　もちろん、嫌な思い出というのは誰でもたくさん持っています。

　多くは、大人になればやがて解決できます。

　問題は、解決できないままに、心の深い部分や、パンドラの箱[55]にしまい込んで、その子どものときの嫌な感情を抱えたまま大人になってしまった人のことです。

　これが、時限爆弾のように、あなたが人生に必要な重要な選択をしなければならないときに限って、悪さを仕掛けてくるのです。

　それでは、心の深いところへ旅していきます。

　覚悟はよろしいですか？

---

[52] https://ja.wikipedia.org/wiki/ トラウマ。
[53] https://kotobank.jp/word/ アダルト・チルドレン。
[54] 信田さよ子ほか：日本性格心理学会大会公開シンポジウム（経常的研究交流委員会企画）アダルト・チルドレン―性格形成と家族；話題提供より，1997.
[55] ギリシャ神話のパンドーラーが、ゼウスからもらった箱。さまざまな災いが出てきたことから、見てはいけないものの例えとして使われる。

理論編

コミュニケーション・リイマジニング

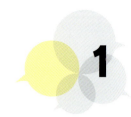# 1 コミュニケーションをどのように学んだか？

1 リイマジニング

> Q「あなたは、コミュニケーションを学んだことがありますか？」
> Q「あなたは、習ったコミュニケーション・スキルを使うことができますか？」
> Q「あなたの出会った人は、みんなコミュニケーションの達人だったでしょうか？」
> Q「あなたの人生の中で、あなたのコミュニケーションは完璧だったでしょうか？」

　すべての人が、コミュニケーションにはなんらかの問題を抱えていますが、それでいいのです。
　ですから、この本のタイトルにもあるようにリイマジニング（再創造：reimagining[56]）をします。
　心の階層構造を、パソコンに例えてみました。
　ときどき、パソコンを使っていると、動かなくなってしまうことがあります。プログラムにミスやバグがあったり、矛盾する命令が重なったり、メモリーがいっぱいになると起こります。
　人生も同じで、わたしたちの頭は一度に一つのことしか考えられません。
　同じ時間に、たくさんの仕事がブッキング[57]することがあります。
　別々の上司に、矛盾することを言われてしまうかもしれません。
　時間も24時間しかありませんから、それ以上の情報を処理することができません。
　パソコンでしたら、再起動（リブート）や再フォーマットや再インストールして入れ替えてしまうこともできます。
　しかし、人間は、もう一度、赤ちゃんからやり直すことはできません。
　ですから、リイマジニング＝再創造をしてみたいと思います。
　カウンセリングでは「感情の明確化」という方法で、原因となる感情を思い出し、気がつき、癒してあげることによって、多くの問題が解決に導かれていきます。
　ただし、この方法では、感情の深い部分を刺激するかもしれませんので簡単にはいきません。嫌な感情の追体験は、痛みを伴うこともあるからです。
　この理論編は、もう一度、子どもの頃に戻って、自分のコミュニケーションのあり方を、もう少しマイルドな方法でチェックしていくことを目的としています。

---

[56] リイマジニング。「リ」は「re-」であり、再びという意味。「イマジニング」は「imagining」なので、イメージすること、想像すること、つまりイマジネーション（imagination）である。最近は映画などのリメイクも多くある。リメイクはストーリーや設定をそのままに作り直すことをいう。それが、もう一度、新たに再創造するという意味で使われるようになってきた。Battlestar Galactica Reimagining など。

[57] ブッキング（booking）は、記帳すること。double-booking は、すでに予定があるのに同じ時間に別の予定が入ってしまうこと。

2　コミュニケーションの獲得とディスオーダーの始まり

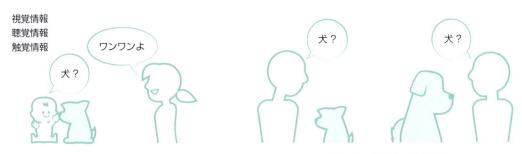

ひとによってイメージが違う

　　コミュニケーションの発達は、模倣から始まります。そして、単語から熟語へ、「てにをは」がついて、さらに、修飾語などが付加されて、文章になっていきます。

　　単純な犬や猫などの具体的な概念から、やがて感情や倫理といった抽象的な概念へと進化していきます。おぎゃあと泣いているときには、まだ、人の言葉の意味を理解していません。

　　赤ちゃんが、犬に出会いました。赤ちゃんは認識します。四つ足の毛むくじゃらで、走り回るものとして。手を差し出すと、温かいべろでぺろりとなめられました。肉球はぷにぷにして気持ちがいいです。尻尾をつかんだら、「ワン」と吠えました。

　　お母さんが「これが、ワンワンよ」と、教えてくれます。目と耳と触覚と、すべての感覚を総動員して、目の前にいる動物が犬であると理解し、具体的に一つずつ、記憶していきます。

　　思い出してみると、コミュニケーションを意識して勉強したことはありません。ほとんどは模倣と経験だけに頼っています。

　　その経験とは、おぎゃあと生まれてから現在までの、すべての出会った人々やそのときのコミュニケーションや感情などの、良いことも悪いこともすべてを包括した人生経験です。その中で、自然と身についてきた人生の処世術です。

　　しかし、一人ひとりの経験も出会った人もみな違っています。

　　わたしたちは、犬という言葉を聞いたときに、必ずしも同じ犬をイメージしてはいません。自分の知識や経験をもとに、記憶の中から類推して、選択し判断します。

　　みな別の知識や経験ですから、まったく、別の認識をしているかもしれないのですね。

　　「お腹すいたねえ」といっても、人によって食べたいものはばらばらかもしれません。

　　犬とか食事という、現実世界に存在するものが対象ですから、まだ、客観的に判断して、双方の情報のずれを修正していくことは可能です。

　　もし、これが、抽象的な概念であったらどうなるでしょうか？

　　「愛」とか、「善悪」など、どのように学べばいいのでしょうか？

　　それを補正するために倫理学では、ときに、答えの出ない問題について議論[58]することもあります。

　　重要なのは、結論ではなくて、議論の中身です。自分と違った考え方があります。

　　それを知ることがディスオーダーを縮める最良の手段です。

---

[58] マイケル サンデル：これからの「正義」の話をしよう．早川書房，東京，2011．
白熱授業や、ある人を助けるために、他の人を犠牲にできるかというトロッコ問題が有名。

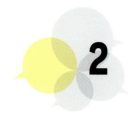

2　心の発達段階とコミュニケーション

1　アイデンティティとは何か

1）アイデンティティ

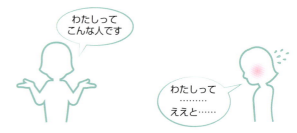

　エリク・ホーンブルガー・エリクソン[59]は、アイデンティティ[60]（自己同一性：セルフ・アイデンティティ：self identity）という概念を用いました。

　アイデンティティとは「わたしはこんな人である」と言えるということです。

　自分が何者であり、自分は何をするのか、明確なイメージがその中にある状態です。

　結論からいえば、アイデンティティが確立していれば、コミュニケーションで問題が起こることはあり得ません。

　どんな年齢層、どんな相手とも、良好な人間関係を構築することができるからです。

　しかし、多くの場合、コミュニケーション・ディスオーダーが生じます。

　必ずしも、同じ年齢、同じ性別、同じ教育、同じ職業などの相手と話をするわけではないので、それぞれ異なった人の生育歴を考えなくてはなりません。

　同じ現象に遭遇しても、その感じ方や解釈の方法は、一人ひとり異なっています。

　広い目で見れば、それは、もちろん個性です。しかし、その個性を尊重し、相手を理解できれば、お互いのギャップを埋めることができます。

　自己同一性とは、自分と己が同じものである。つまり、心と体です。

　どちらも切り離すことはできません。この機能は、生まれつき、わたしたちの体には備わっているものです。

　免疫細胞は、わたしたちの体ができると、自分の体のものを一つずつ覚えていきます。まだ、赤ちゃんのとき、何度も熱を出したり、じんま疹が出たりして、お母さんはたいへん苦労します。お母さんのお腹の中にいるときには無菌状態ですので、これは、外界のばい菌の一つひとつに触れ合って、これは、わたしのものではないと覚えていくための過程です。

　人生も同じであると考えるとわかりやすいでしょう。

---

[59] Erik Homburger Erikson（1902～1994年）は、「アイデンティティ」の概念を提唱したことで知られている発達心理学者・精神分析家。

[60] これ以降のエリクソンからの引用は、主に以下の文献による。
Erik H. Erikson：Identity and the Life Cycle, W W Norton & Co Inc; Reissue, 1994.
E．H．エリクソン：アイデンティティとライフサイクル．誠信書房，東京，2011．

2) アイデンティティ・クライシス

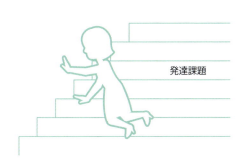

発達課題

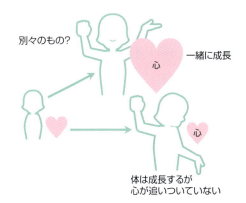

別々のもの？
一緒に成長
体は成長するが
心が追いついていない

　エリクソンは、アイデンティティの確立してない状態を、「アイデンティティ・クライシス（identity crisis：アイデンティティの危機、自己同一性の危機）」と呼びました。
　自分に自信がない。
　「わたしはこんな人です」と言えない。
　だから、パソコンやスマホの前で、ネット世界や二次元の世界の住人になる。
　学校に行けない。
　コミュニケーションが取れないから、ずっと、家に引きこもっている。
　身体は成長したのに、心の成長が追いついていません。
　しかし、大人になってしまいました。
　経験も解決方法もないので、別の方法で代償しようとします。
　それでうまくいけばいいのですが、必ずしもうまくいきませんし、場合によっては、周囲の人に被害が及んでしまうこともあります。
　そんな事態になる前に、もっと深く、自分の心の中を見ていきたいと思います。
　コミュニケーション・ディスオーダーは、体の成長に伴うあなたの精神発達（心の発達）が、正常に行われなかったことに起因します。
　心の発達とは何でしょうか？
　わたしたちは、保育園から幼稚園・小学校・中学校・高等学校・大学（短大・専門学校）などと、さまざまな環境でさまざまなことを学んできました。
　読み書きそろばんだけが勉強ではありません。
　そこには、知識や技能だけではなくて、わたしたちの精神発育・心の成長のために、学ばなくてはならないこと（アイテム）がたくさんあったはずです。
　義務教育だけが学校ではありません。
　物理的な学校なら、義務教育で終わることもできます。
　義務教育ならば、とりあえず合格点を取っていれば、単位をもらえて、卒業できます。
　大学や大学院など、自由に選ぶこともできます。
　もちろん、落第して留年することも、中退したり、他の学校に行くことだってできます。
　しかし、人生の学校では、すべての単位（必要なアイテム）を取得しなければなりません。

2　大人の階段

1）ハードル

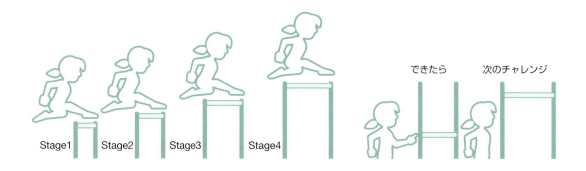

　残念ながら、人生の学校は義務教育のようにはいきません。
　あなたがすべての課題（発達課題）を学ぶまで、絶対に卒業できないのです。
　中退も留年もできません。
　一方で、合格していようがしていまいが、否が応でも時間は経過します。
　体の成長とともに、その時間とともに、自動的に次のステージに押し出されてしまいます。
　あきらめてください。
　あなたの人生のすべてが、義務教育です。
　あなたが望むと望まざるにかかわらず、あなたに課せられた課題です。
　ハードルは、成長とともに、どんどん高くなっていきます。
　ミッションです。
　でも、ご安心ください。
　クリアできない課題はないはずです。
　そんな難しい課題は用意されていません。
　そして、すべての課題は、あなたの成長発育のステップで、必要なときに、必要な場所に用意されていたはずなんです。
　もちろん、一つずつ課題をクリアしていけば、次は、もっと複雑で難しい課題も解くことができました。
　もちろん、そのアイテムに気がつけばです。
　その課題とは何なのでしょうか？

> 「すべての感情[61]を感じること」
> 「あなたの意識を拡大すること」

　です。

---

[61] 感情を論じた教科書はなかなか数が少ない。
高田 明和：感情の生理学—"こころ"をつくる仕組み．日経サイエンス社，東京，1996．
ランドルフ・ランディ コーネリアス：感情の科学—心理学は感情をどこまで理解できたか．誠信書房，東京，1999．

2）上れない階段

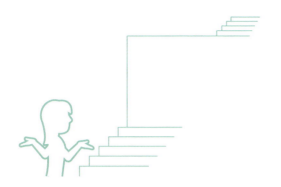
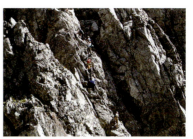

北アルプス剣岳直下のカニのタテバイ

　人生には、きちんと、成長に合わせてステップごとに、必要で、クリア可能な課題が用意されています。
　普通の学びは、保育園・幼稚園・小学校・中学校・高等学校・大学と進んでいきます。
　幼稚園生が、微積分をやれといわれてもできないのは当たり前です。
　しかし、その課題を一つひとつ順番にクリアしていないと、次の課題が、急に難しくなります。
　たとえば、算数です。
　はじめは、足し算や引き算です。
　やがて、パーセント（％）[62]など、理解を必要とする概念が出てきます。
　でも、ここで理解することを放棄してしまったとします。
　中学では算数は数学になり、方程式やら確率やら、もっと理解力が必要な問題に直面します。
　理解していなければ取り残されていきます。
　気がついたとき、目の前には、もっと難しい、面倒くさい壁が立ちはだかります。
　でも、人生の問題点は、小数点の計算や％がわからなくても、物理的には中学生になれます[63]。
　しかし、困ったことに人生に求められているのは、すべての課題を経験することです。
　しかし、経験しなくても留年はありません。
　大人になりたくないと、だだをこねても、嫌でも大人になります。
　大人びてみても、やっぱり子どもです。
　それでも、否が応でも人生のゲームはスタートします。
　でも、失望して、あきらめる必要はありません。
　そのときに学べなかった知識や経験は、もう一度学べばいいのです。
　そのためのリイマジニングの勉強はいつでもできます。
　それでは、心のリメディアル教育・リカレント教育[64]を始めてきましょう。

---

[62] 数学の基礎となる小数点は小学校の3～5年生、百分率（％）を習うのは小学校の5年生。しかし、丸暗記ではなくて、概念を理解をする必要がある。

[63] 高校までは合格点が35点とか40点が多い。大学や国家試験では60点、自動車教習所の筆記試験は90点。

[64] リメディアル教育（remedial education）は、修学について行けない学生に対して、補習などで保管していく方法。リカレント教育（recurrent education）は、学校を卒業後も行う生涯教育である。

3 発達課題

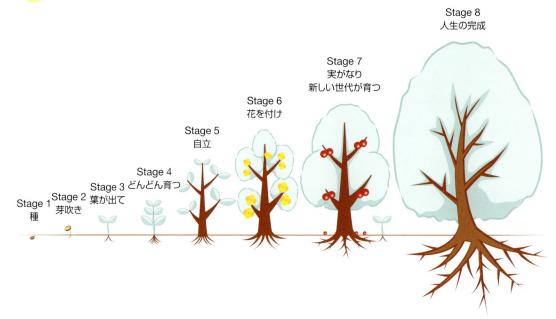

　エリク・H・エリクソンは、学ぶべき課題を8つのステージに分類しました。

　これまで、何度もお話をしてきた、あなたの目の前にあるハードルです。

　この本では、アイテムと表現していますが、専門用語では「発達課題」といいます。

　エリクソンは、タスク（task）と表現しています。

　それは「人間が、健全で幸福な発達をとげるために、各発達段階で達成しておかなければならない課題」[65]に他なりません。

　エリクソンだけではなく、ハヴィガースト[66]やニューマン[67]、飯島[68]らが、さまざまな具体的な発達課題を示しています。

　こういったものを総合して、わたしはこのように表現してみました。

　Stage 1 の乳児期から Stage 4 の児童期までは、種から木の根っこが伸びていく時期。

　そして、分岐点となる Stage 5 の青年期は幹であり、成長と個性を培う時期。

　Stage 6 の初期成年期からは、枝や葉であり、最終的には、蕾は花を咲かせ、実を結んで、次の世代を生み出していきます。

　そして、Stage 8 であなたの生きた証ができあがります。

---

[65] https://ja.wikipedia.org/wiki/発達課題
欧米人と日本人のメンタリティの違いから、そのまま日本人の発達課題にあてはめるのは無理がある。少しモディファイした表現を使用していくので、一般的な心理学による解釈とは異なっているところもある。

[66] ロバート・J. ハヴィガースト：人間の発達課題と教育．玉川大学出版部，東京，1995．
この発達段階をさらにエリクソンが改変している．

[67] バーバラ・M. ニューマン，フィリップ・R. ニューマン：新版 生涯発達心理学―エリクソンによる人間の一生とその可能性．川島書店，東京，1988．

[68] 詫摩 武俊・飯島 婦佐子：発達心理学の展開．新曜社，東京，1982．
全国歯科衛生士教育協議会：最新歯科衛生士教本 心理学．医歯薬出版，東京，2007．

発達課題

Stage	時期 Approximate Age	学び * Virtues	心理的課題 Psychosocial Crisis		重要な関係性 Significant Relationship
			ポジティブ	ネガティブ	
1	乳児期 Infancy	希望 Hope	信頼 Basic Trust	不信 Mistrust	母親 Mother
2	幼児前期 (児童前期) Early Childhood	意志 Will	自律性 Autonomy	恥・疑惑 Shame and Doubt	両親 Parents
3	幼児後期 (遊技期) Preschool Age	目的 Purpose	積極性 Initiative	罪悪感 Guilt	家族 Family
4	児童期 (学童期) School Age	適性の発見 ** Competence	勤勉性 Industry	劣等感 Inferiority	地域・学校 Neighbors School
5	青年期 Adolescence	真実の探究 *** Fidelity	同一性 アイデンティティ Identity	同一性の拡散 アイデンティティの危機 Role Confusion	仲間 ロールモデル Peers Role Model
6	初期成年期 (前成年期) Early Adulthood	愛 Love	親密感（共感） Intimacy	孤独 Isolation	友達 パートナー Friends Partners
7	成年期 Adulthood	世話 Care	創造性 **** Generativity	自己吸収 Stagnation	家族・同僚 Household Workmates
8	成熟期 (老年期) Maturity	賢さ Wisdom	完成された自我 ***** Ego Integrity	絶望 Despair	人類 Mankind My Kind

（エリクソンの発達課題を一部改変 *[69]、**[70]、***[71]、****[72]、*****[73]）

　それでは、自分自身のコミュニケーションを、もう一度、赤ちゃんに戻って見直し＝リイマジニングを始めていきます。

---

[69] 導かれる要素と翻訳されているが、原著には virtues とある。道徳や美徳という意味である。複数形なので、cárdinal virtues では、哲学・宗教学的な justice（正義）、prudence（賢さ）、temperance（節度）、fortitude（忍耐・勇気）、hope（希望）、faith（信頼）、charity（慈善・慈悲・キリスト教的な愛）の7つの徳となる。各ステージを通した結果として生み出されるので、あえて学びとした。

[70] 有能感と訳されているが、competence は適性とか能力なので、適性を発見する能力とした。

[71] fidelity は忠実心と訳されるが、工学分野の忠実性という意味が多い。正確さ、正義、約束などを守るという意味もあり、アイデンティティの概念からすると、自分の心への真実を求める信義というイメージがある。

[72] 古い翻訳では、生殖性と訳されていることが多いが、ステージ7の年齢を考えるとしっくりこない。原著では、ジェネラティヴィティ（generativity）とある。エリクソンが用いた造語で、精神分析学上の言葉であるとされているので、そのままの翻訳直訳では意味が通りにくい。generation は世代、あるいは、物事や感情などを発生させること。generator はエネルギーの発生装置。原語には「Generativity is the concern of guiding the next generation.」とあるので、「次の世代をガイドしていくこと」になるので、ここでは、あえて、創造性と訳した。

[73] 多くの翻訳には自己統合などと訳されていが、原書では ego integrity とある。integrity は道徳的な健全さや連鎖を持った完全性のイメージがあるので、完成された自我とした。

3 発達段階をリイマジニングする

1 Stage 1 ＜乳児期＞

1）無条件の愛

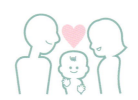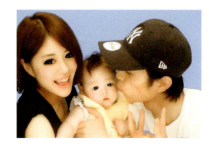

　　　　　乳児期は、基本的な信頼を得るための、あなたにとって、もっとも重要な時期です。
　　　　　あなたは、温かいお母さんのお腹の中から、「おぎゃあ」と地上に出てきました。
　　　　　あなたの皮膚は風を感じ、あなたの耳は色々な音を聞きます。
　　　　　「お母さんの声」「お父さんの声」「助産婦さんの声」「先生の声」……
　　　　　これまでは、羊水の中でほとんど重力を感じなかったのに、地球の重力を感じます。
　　　　　まるで、重いアクアラングを付けて、深い海の底を歩いているような感じです。
　　　　　自分の肺で呼吸をしなければなりませんし、思った通りに腕や足を動かせません。
　　　　　言いたいこと、いっぱいあるのに「おぎゃあ」としか言えません。
　　　　　あなたは、大きな、優しくて、温かい手と、優しく包み込むような声を聴いています。
　　　　　生まれたての赤ちゃんは、ひとりでは何もできませんから、助けが必要です。
　　　　　だから、あなたは、両親の保護の元に生きていくことになります。
　　　　　この時期が、コミュニケーションの基礎を作っていきます。
　　　　　ここでの学びは＜希望（hope）＞です。
　　　　　そして、家族への＜信頼（basic trust）＞を感じます。
　　　　　「Can I trust the world？」という質問にもあるように、あなたは、自分を取り巻く「この世界が信じられるものかどうか」を読み取っていました。
　　　　　見返りを求めない、お父さんとお母さんの「無条件の愛」です。
　　ご両親は、ただ、あなたが生まれてきたことに感謝し、いとおしく、心身ともに、健康に育まれていくことを祈っています。
　　　　　あなたは、暖かさや調和や無条件の愛で守られていることを、同時に、あなたを保護してくれる、おかあさんやおとうさんなど、他の人への誠実さを学びます。
　　　　　人を信頼するということには、嘘や偽りはありません。
　　　　　あなたは、ご両親と自分との関連性を通して、世界や社会を理解していったはずです。
　　　　　でも、赤ちゃんのあなたには、ベッドの中から見えるものが、世界のすべてです。
　　　　　あなたが、泣いたときに、ただ抱きしめられる、これが、基本的信頼の第一歩でした。

2）愛が足りない……トラブルの始まり

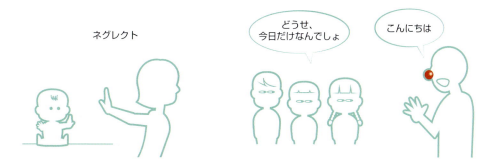

　もし、無条件の愛がなかったら、信頼の反対は＜不信（mistrust）＞です。
　不信は、欲求不満や疑う心、ひいては、感情面での関わりを避けるようになります。やがて、引きこもってしまうかもしれません。親への信頼感が欠如してしまうかもしれません。
　この時期の発達上の課題は、他の人があなたの基本的な欲求を満たしてくれるかどうかを学ぶことです。もし、ご両親が、嘘偽りのない無条件の愛で接してくれれば、あなたは他者への信頼感をきちんと学んだと思います。
　ネグレクト（neglect：育児放棄）や、虐待[74]では、自分の生存が脅かされますから、人を信じることも、愛することもできません。
　以前、映画の主人公にもなった、パッチ・アダムス[75]さんの来日時、一緒にクラウンニング[76]・ツアーで、ある児童養護施設を訪問しました。
　そのとき、一緒に遊んでいた、10歳くらいの男の子が、わたしにこう言ったのです。
　「今は、楽しいけど、みんな、帰っちゃうんだよね？」
　その子の深い闇を感じる瞳は、わたしではなく、どこか遠くを見つめていました。
　油断していたわたしの心を見透かされて、思い上がりをぐさりと貫かれてしまいました。
　そんな子どもたちは、世の中は信頼できないし、人というのは何をしでかすのか予測できない気まぐれな存在だし[77]、もしかすると、世の中は危険な場所なのかと思い込んでしまいます。
　そんな状態が続くと、まだよちよち歩きしかできないあなたでも、「この危険の状態が将来も続くのか？」と誤解したまま大きくなってしまうのですね。

---

[74] abusive と表現している。身体的・精神的な虐待、攻撃的な非難のこもった会話なども含まれる。
[75] Patch Adams：アメリカ合衆国の医師で、映画「パッチアダムス」の実在のモデル。世界中でクラウニング活動や講演活動をする。無料で医療サービスの受けられる病院「ゲゾントハイト・インスティテュート」（ウェストバージニア州のポカホンタス）を作っている。
パッチ アダムス：パッチ・アダムスと夢の病院─患者のための真実の医療を探し求めて．主婦の友社，東京，1999．
パッチ・アダムス：パッチ・アダムス いま、みんなに伝えたいこと─愛と笑いと癒し．主婦の友社，東京，2002．
パッチ・アダムス：心からのお見舞い─たった一度会うだけで落ち込んでいる人を癒してあげる方法．英潮社フェニックス，東京，2009．
[76] clown：クラウンはサーカスなどの道化師のこと。おどけもののことで、楽しい仮装をすることである。pierrot：ピエロという言葉もあるが、これはフランスの無言劇の道化である。
[77] ここでは、unpredictable という表現を使っている。

2　Stage 2 ＜乳児前期＞

1）正常な発育

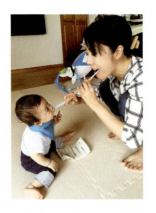
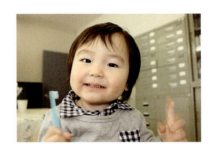

　成長して、やがて乳離れもし、前歯も生えてきました。

　それまで、あなたが目にしていたのは、天井と、そこにぶら下がったがらがらと、ぬいぐるみのワンちゃんやテディベア、そして、ご両親や兄弟の顔、ときどき来るおじいちゃん、おばあちゃんや、ご両親のお友達の顔。

　たまに、お散歩に行くと、青い空と、まぶしくて暖かい太陽の光を感じました。

　子どもの養育の大きな違いは、日本では母親と一緒に寝ることが多いですが、欧米では、生まれたときから子ども部屋です。

　ですから、ここでのキーワードは＜自律（autonomy）＞となっています。

　エリクソンはこんな質問をしました。

　「Is it OK to be me？」（わたしはOK？）

　やがて、あなたは、布団から抜け出して、はいはいを始めました。

　はいはいから、つかまり立ち、そして歩く運動機能を学んでいきます。

　子どもたちは、徐々に両親の庇護の元から独り立ち[78]をしようとします。

　この時期になると、だんだんとオムツが外れてきます。

　おしっこやうんちを、自分で制御（autonomy）することを学びます。

　あなたは、自分の意志（will）を伝えようとします。

　「うんち」「おしっこ」「お腹すいた」

　もちろん、はじめからうまく行くはずはありません。

　誰にでもはじめがあります。まずは、真似ることから始まります。お手本は両親や家族です。大事な時期です。なぜなら、「三つ子の魂百まで」と言われるように、この時期の経験はあなたのベーシックプログラムを作ります。

　ときどき、こんなことを言われますね。「あら、あなたのお母さん（お父さん）に似てきたわね」気がつくと、両親の表情や話し方や、歩き方まで似てしまうことがあります。

　子どもに接するときの大切さを実感できますね。

　この時期のご両親の励ましが、なにより子どもの自律性を促していくのです。

　しかし、ここからご両親の忍耐が始まります。

---

[78] venture out という表現なので、冒険に乗り出すというようなニュアンス。

2）いたずらと冒険の始まり
①テリトリーを広げる

自律

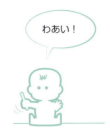
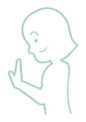

　自分で動けるようになると、あなたの行動範囲は格段に大きくなります。
　家の中は、探検の宝庫です。
　あなたの見たことがないもの、知らないことがたくさんあります。
　「知りたい！」という、あなたの欲求が芽生え、好奇心が育ちます。
　ベッドの中だけだったのに、部屋の中、家の中、庭……。
　テリトリーがどんどん広がっていきます。
　なぜなら、自分の置かれた世界の環境について勉強したいのです。
　何でも触って、何でも口に入れてなめてみて、その感触を楽しみます。
　家のワンちゃんに手を出して、生暖かいべろでべろっとなめられてびっくりします。
　ネコちゃんに手を出して、しっぽをつまんだら、ぎゃー！と叫ばれてびっくりします。
　ビデオデッキにおせんべいを突っ込んでみました。
　離乳食の入ったボウルを、投げてみました。
　いろいろな、音の出るおもちゃがあります。
　取り込んだばかりの、洗った洗濯物の中に飛び込んでぐちゃぐちゃにしてみました。
　あなたの、行動範囲が広がるに従って、あなたの意識もどんどん広がります。
　やがて、つかまり立ちができるようになります。
　でも、まだ、足はおぼつきませんからこけます。
　ときには、テーブルの角に、額をゴツンとやって、痛みを知って泣きます。
　転んでも、はじめは自分では起きられませんでしたが、失敗の連続で、だんだんと一人で起きられるようになり、歩くのもうまくなります。
　今度は、階段に挑戦です。障子を破ってみました。ドアを開けてみました。
　もちろん、お母さんの優しい目が見守っています。
　転びそうになったときに、支えてくれた、お父さんの、大きな手があります。
　Stage1の、絶対の信頼の上に、あなたは、成長してきました。
　あなたは、色々なことにチャレンジをしてきました。
　それは、両親の信頼と保護があったからです。
　はじめは、あなたが、どんな過ちを犯しても、笑って許してくれました。

②よくできたね

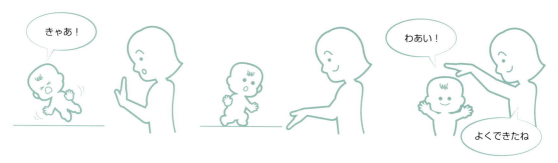

ある日のことです。
通勤途中で、よちよち歩きを始めたばかりの女の子を連れたお母さんを見ました。
と、女の子はぺっちっと転んでしまいました。
お母さんは見守っているだけ。
女の子は、けろっと立ち上がって、また、歩き始めました。
すばらしいお母さんだなと思いました。
新しいことにチャレンジするにはステップがあります。
(1)考える
(2)やってみる（実行）
　　　もちろん、はじめからできるわけではありません。
　　　でも、トライ＆エラーで、失敗しても失敗しても何度も繰り返すうちに、あなたの運動能力は向上してきます。
　　　ここで、わかっているご両親なら「あなたは、自分でやれるんだよ」とサポートしてくれます。
(3)達成感と客観評価
　　　そして、うまくいったとき、「よくできたわ」とほめてくれました。
　　　その達成感が、あなたを成長させていきます。
あなたは自律・自立をしていきます。
あなたは、徐々にいろいろなことができるようになります。
もちろん、安全なものもあります。

しかし、もし、途中で助けてしまったら。
あなたは、できなくてもいいのだと、誤解してくれます。
トラブルになると、お父さんとお母さんが助けてくれるのだと、間違った学びをしてしまいます。
やがて、あなたの自我が芽生えてきます。
すると、失敗したときに、ばつが悪い（恥ずかしい：shame and doubt）という感情を持ちます。
恥ずかしさを経験しました。
うまくいかないときの、怒りを経験するかもしれません。

3）世の中には危険もいっぱい

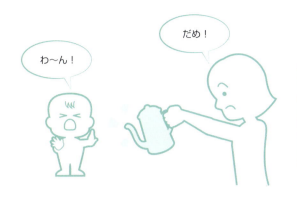
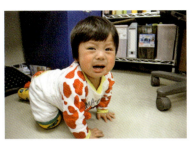

　はじめての冒険ですから、もちろん、未知の危険もあります。
　残念ながら、まだ、あなたは、自分で自分自身を守ることができません[79]。
　テーブルの角に頭をぶつけ、段差で転びます。

　もちろん、そこには、危険な刃物があるかもしれません。
　バラの花みたいに、とげとげの植物があるかもしれません。
　白い蒸気を噴いている、面白そうなヤカンがあるかもしれません。
　保護者は、安全を守るためには、世の中には危険なものがあることも教えなければなりません。
「それは、触ると危険よ」
　でも、やり過ぎてしまったらどうでしょうか？
　なんでも、危ないからと、止めてしまいます。
　たしかに、熱いヤカンはさわれば火傷をしてしまいます。
　でも、さわらなければ、あなたには、コンロの上のヤカンが熱いことは学べません。
　さわれば、危険です。
　矛盾していますが、なかなか難しいですね。
　学校では、校庭で遊ぶと危ないから、授業が終わるとすぐに下校です。
　遊んだり、勉強をしたりは、学童保育が代行しています。
　もし、考え、実行し、試行錯誤するという経験そのものを取り上げてしまえば、何もできなくなります。
　そんなとき、子どもは親の反応をちゃんと見ています。
　何か新しいことをやって、笑顔ならばOK、しかめっ面ならばNot OKであることを、反応を一つひとつ確かめながら、やって良いことと悪いことの判断を身につけていきます。
　困ったときにも、親を見ます。親の笑顔がありました。あなたは、信頼を学びます。
　大事なことは、ただ、抱きしめてほしいときには、ただ、抱きしめてあげる。
　本当に助けを求めたときに、もし、親が反応しなかったら、いつか赤ちゃんは、親への信頼感を失ってしまうことになります。

....
[79] 欧米では、生まれてすぐに子ども部屋で一人で寝かされるので、泣いても何もしてくれないと自立を生み出す。一方で、泣くとすぐに助けてもらえると、逆に、甘えを生んでしまうかもしれない。バランス感覚は、赤ちゃんの成長を見ながら試行錯誤する。

4）危険との対峙

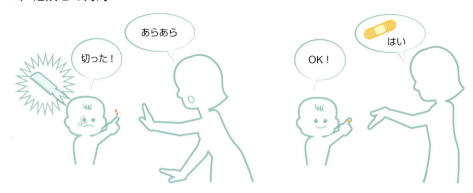

なんでも、危ないからと、子どもの視界からなくなることは良いこととは限りません。
最近は、手を切ると危ないので、小学校ではカッターで鉛筆を削らせません。
マッチやライターも危ないので、子どもの目の前から消えていきます。
そこで育つのは、達成感ではなくて、欲求不満です[80]。
自分では何もできなくなるかもしれません。
前に、こんなドキュメンタリーを見たことがあります。
森の幼稚園で遊んでいるドイツの子どもたち[81]。
子どもの成長に合わせて、さまざまなアイテムが用意されていました。
森の中で、自分でノコギリや金槌を使って工作をします[82]。
ときには、手を切ってしまうことも。
と、べそをかいた子どもに、先生が、絆創膏をぺちっと貼って、それでおしまいです。
子どもはけろっとして遊びに戻っていきました。

> **東ドイツの幼稚園教育における領域「自然に関する紹介」[82]**
> ・森に何があるかを知る。
> ・葉っぱの音を立てて走る。
> ・風・雨・霧を体験する。
> ・身近にいる動物を観察し、正しく扱うことを学ぶ。
> ・雪の中で遊び、足跡をつける。
> ・雪をかぶったさまざまなものの美しさに注意を向ける。
> ・暖かい太陽の光を楽しむ。
> ・雪のしずくを観察する。
> ・手で氷を溶かしてみる。
> ・動物が成長するには、食べ物と世話が必要なことを知る。
> ・ノコギリやハンマーなどの使い方も含まれる。

---

[80] 世界価値観調査(world values survey)：世界の異なる国の人々の社会文化的、道徳的、宗教的、政治的価値観を調査するため、社会科学者によって現在行われている国際プロジェクトの分析では、日本人の冒険心は他の国に比べて、非常に低いという結果になっている。http://www.worldvaluessurvey.org/WVSOnline.jsp

[81] http://www.aiikunet.jp/practice/education/5417.html：愛育ネット。

[82] 幼稚園の教育領域にこんな一文がある「たとえば、鋸、ハンマーとやすりの取り扱いは、木材や金属を使用して作業するために必要な条件である」
田中 賢二：ドイツにおける就学前教育段階(幼稚園)の物理教育の変遷．岡山大学大学院教育学研究科研究集録，150(79-91)，2012．

5）言ってはいけない言葉

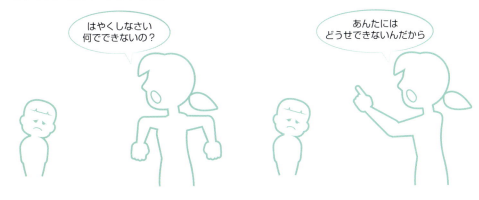

　一方で、ときどき両親もやり過ぎてしまうこともあります。
　まだ、発達途上の子どもに完璧を求めてしまったら、逆に、萎縮させてしまうことになってしまいます。
　「そんなことも、できないの？」と、あざ笑ったらどうなるでしょうか？
　「なんで、そんなことやってるの？」と、問い詰めたらどうなるでしょう？
　そこを勉強中なのに、訊かれてもわかりません。
　「もっと、早くやんなさい」と、命令したらどうなるでしょうか？
　はじめから、早くできるはずもありあせん。
　「そんなの子どもっぽいから、ばからしいよ」「めんどうくさいことやんないでよね」と、やめさせてしまいました。
　「人に迷惑がかかるからだめよ」
　でも、この時期の子どもに、迷惑という抽象的な概念がわかるとは思えません。
　無理な要求に怒りを感じるかもしれませんし、不信感を持ち始めるかもしれません。
　やがて、子どもは、失敗することを恐れます。
　転ぶの悪いこと？失敗するのは、恥ずかしいこと？
　何か行動を起こすときに、お母さんの、顔色をうかがうかもしれません。
　もし、子どもたちがご両親の期待に添えなかったら、どんなことが起こると思いますか？
　恥ずかしさを感じますが、本当に恥ずかしいのは、子どもでしょうか？
　もしかすると、お母さん自身なのかもしれませんね[83]。
　あなたは、「やっちゃいけないの？」と、あなたの欲求に罪の意識を芽生えさせてしまいます。
　「どうせ、できない」と、問題解決能力を身につけることができないかもしれません。
　だから、あまり制限しすぎると、子どもの心に疑いの種を植え付け[84]てしまうかもしれません。
　新しいものへの挑戦の気を削いでしまうかもしれません。
　好奇心を奪われてしまった子どもは、新しいことにチャレンジできなくなります。
　やがて、何事にも積極性が失われて、指示待ち人間になってしまうかもしれません。

---

[83]　新幹線を待っていた。子どもを二人連れたお母さん。子どもが走り回って、わたしのカバンを倒した。「気をつけなさい！」と子どもに言って、わたしに「どうしてそこにカバンを置くの？」みたいな視線を。
[84]　instill：水を一滴ずつ垂らしていくように、しみ込ませる、教え込むという表現を使っている。installインストールである。

3 Stage 3 ＜幼児期＞

1）チャレンジの時代（自立心と問題解決の力の発達）

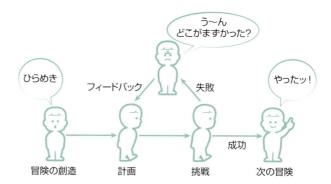

　このステージは「いろんなことにチャレンジしてもいいんだよね！（Is it OK for me to do, Move, and Act？）」から始まります。

　子どもは新たな冒険[85]を創造し、計画し、挑戦します。

　目的（purpose）とする冒険を達成させるために、必要な積極性（initiative）を学び、そして、どのように行動したらいいのかを考えます。

　試行錯誤の繰り返しです。

　失敗しても、そこからちゃんと学んでいます。

　そのステップの一つひとつが学びのチャンスです。

　そのプロセスを通して、あなたは、あなたのまわりの世界の、基本的な概念や、物理的な法則まで、さまざまな物事を一つずつ学んでいくのですね。

　ものには名前がある。

　ものは上から下に落ち、丸いボールは転がり、水は流れる。

　そして、一つひとつの物事の結びつき[86]を、楽しみながら学んでいきます。

　あくまでも、好奇心の満足ですから、勉強させられているなんて思ってもいません。

　この時期、どんどんといろいろなことができるようになります。

　新しいことを始めることは非常に楽しいです。色々なものに夢中になれます。

　さらに独立心が芽生えてくると、たくさんの選択があることを学んでいきます。

　あるとき、簡単にできそうなプロジェクトを成し遂げました。

　でも、そのままでは終わりません。

　同じことを繰り返すのは飽きてきます[87]。

　もっと、難しくて、複雑なことをやってみたいのです。

　チャレンジすることは楽しいことでした。

　そして、選択の基準は、楽しいであり、あなたに喜びを与えてくれるものでした。

---

[85] initiative という表現を使っている。よく、イニシアティブをとるなどと使う。新しい冒険の始まりの準備。

[86] learn how to zip and tie と表現されている。zip はジッパーなので、チャックで止めること、tie はネクタイなどのように締めたり、繋ぐ、縛るという意味。

[87] アミューズメントパークも、新しいアトラクションやショーを次々と導入するのも同じ理由である。

2）正常な対人関係の学び

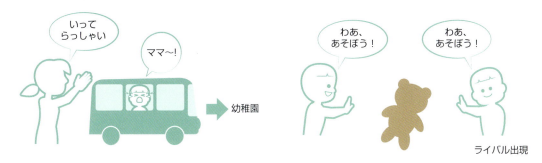

①冒険の始まり

　さあ、新たな学びの時間です。

　保育園や幼稚園に入り、あなたの意識は、急激に拡大します。

　人生に必要な大事なトレーニングの始まりです[88,89,90]。

　家にいるときにコミュニケーションを取るのは、両親や兄弟だけでした。

　でも、家族から離れて、他の人と過ごす時間が多くなります。

　朝、お迎えのバスが来ます。

　はじめは一緒に来てくれたお母さんも、バスの外で手を振って送り出してくれます。

　あなたは、一人になって、ちょっと寂しさや恐れを感じていたかもしれません。

　保育園や幼稚園は、あなたの見たこともない大きな建物でした。

　庭には、ブランコや砂場や、たくさんのおもしろそうなおもちゃがあります。

　はじめて出会うたくさんの人がいます。

　しかも、子どもたちが何十人も。

　でも、まわりを見回すと、自分と同じくらいの年代の、自己中な王様でいっぱいです。

　そこには、たくさんの学ぶべきアイテムがあるはずです。

②幼稚園児のはじめての経験（緊張と不安と喜び）

　目の前に、面白そうなおもちゃがあります。

　あなたは、遊びたいと思い、一目散に駆け出し、おもちゃを手に入れました。

　あなたは、＜喜び＞を感じました。

　他の人とのコミュニケーションは、まだ、イベントとして発生していません。

　さあ、次の休み時間です。

　やはり、同じシチュエーションです。

　あなたは、一目散に駆け出し、おもちゃに手が届きそうになります。

　あなたは、おもちゃを手にし、＜喜び＞を感じます。

　あなたの目の前に、同じ背格好の子どもがいますが、でもまだ、相手は見えていません。

　ここから、対人関係の学びのスタートです。

88　ロバート フルガム：人生に必要な知恵はすべて幼稚園の砂場で学んだ．河出書房新社，東京，1990．

89　クラウディア ブラック：子どもを生きればおとなになれる—「インナーアダルト」の育て方．アスク・ヒューマン・ケア，東京，2003．

90　エリク・H. エリクソン：幼児期と社会1・2．みすず書房，東京，1980．

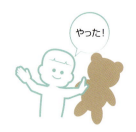 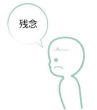 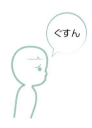 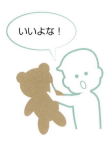

③あれ、必ずしもうまくはいかない（勝利・悔しさ・挫折感）

でも、今度はライバルが出現しました。
でも、おもちゃは一つしかありません。
あなたは、どうするでしょうか？
あなたは、おもちゃを手にし、＜喜び＞を感じます。
と、相手が悲しそうな顔をします。
あなたは、「ああ、あの子も遊びたいんだ」と気がつきます。
一緒に遊ぼうという、平和な解決方法もあります。
次の休み時間です。
あなたは、一目散に駆け出し、手が届きそうになりますが、別の手が伸びてきて、ねらっていたおもちゃは、目の前から消え去ります。
思い通りにならないこともあるのだということを学んでいきます。
今度は、いくつかの選択肢があります。
取り合いをする、あきらめない、あきらめる、それとも、譲って「君、遊びなよ」と言えるかもしれません。

④パワーゲーム[91]の学び（恐れ、それとも勇気？）

次の相手は、年長組の、あなたよりも体格の大きな男の子です。
どや顔でおもちゃを見せびらかして、「俺の勝ち！」といっています。
あなたは、はじめての挫折感と悔しさを味わいました。
あなたは、何を学びますか？
勝てそうにはないから、さっさと、尻尾を巻いて逃げて引き下がりますか？
長いものには巻かれろ？
強い奴には、勝てないんだ！
という学びから、その子の手下になりますか？
ここでは、どんな感情を感じていますか？
それは、恐れ[92]でしょうか？
それとも、おもちゃを取られたという、怒りでしょうか？
おもちゃで遊んでいる相手を、うらやましいと思う嫉妬心でしょうか？
対人関係で学ぶのは、このときに感じたさまざまな感情とその対処法でした。

91　powergame：力関係。強いものが勝つ、だから勝つために、強い力を求めていく心理的な状態。勝者と敗者が生まれる。

92　fear：自分の危険を察知する感情。

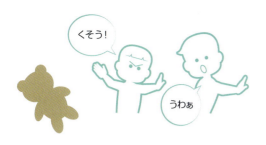
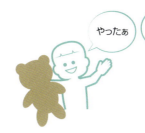
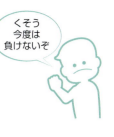

⑤怒り

　強い相手に、自分のやりたいことを打ち砕かれました。

　怒り[93]を感じました。

　怒りは、思い通りにならないときに感じる大事な感情です。

　怒りが前面に出れば、あなたは、その男の子に殴りかかるかもしれしれません。

　勝つかもしれませんし、体力差で負けて、投げ飛ばされてしまうかもしれません。

　あなたは、力関係を勉強しました。

　人生の中には、自分の思い通りにはならないこともあるんだという、重要なアイテムを手に入れました。

　力がすべて、強いことは良いことなんだ。ぼくも強くなれば、おもちゃと遊べるんだ。ということで、権力志向を身につけますか？

　もし、相手が弱かったら、あなたは、同じことをしてしまうのでしょうか？

　挫折感があります。落ち込んでしまったら、もう終わりなのですが、挫折感覚は、チャレンジのための重要な糧ともなります。なんでもはじめからうまくいきません。壁があっても、それを乗り越えていくと、きっと良いことがあると学べるチャンスなのです。

⑥情熱と勇気と勝利

　負けてもよいから、おもちゃを取りに行きますか？

　あなたは、そこで、勇気[94]を学んだかもしれません。

　負けても、また、チャレンジするという情熱[95]を学んだかもしれません。

　次の休み時間、あなたは、その男の子よりも速く走ることにしました。

　猛ダッシュで、今度は、目的のおもちゃを手に入れました。

　取れなかった年長さんの男の子は「くそ！今度は負けないぞ！」と言います。

　あなたの中で、勝利感と、勇気を感じました。

　でも、次のときには、年長さんに負けてしまいました。

　「今度は、ぼくも！」と、あなたは情熱を感じました。

　きっと、そのライバルとは、良い友達関係が築けると思います。

　感情について、どんどん経験し、勉強していきます。

---

[93] anger：何かがうまくいっていないときに感じる感情。
[94] 勇気は、恐怖に立ち向かう感情。
[95] 怒りの感情を、ポジティヴに昇華すると情熱になる。

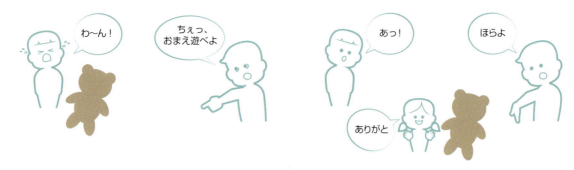

⑦感謝と許し

もし、年長さんが、あなたに「はい」とおもちゃを差し出してくれたら。
あなたは、喜びと、感謝の念を学んだかもしれません。
泣き出してしまったあなたに、「ごめんよ」と言ってくれたかもしれません。
それは、それでひとつの学びの機会でした。

⑧人間関係の学び（同情心）

さあ、こんなことが起こりました。
年長さんは、取ったおもちゃを、年少の小さい子どもに「ほら」と、渡したんです。
「ありがと」と、小さい子が笑顔を見せました。
「どや」という顔で、年長さんは、あなたにほほえみかけました。
なんだか、すっきりしたいい気分です。
「そうか、年長さんは、この子のために、おもちゃを取ったんだ」
これまでライバルだったはずの年長さんが、ものすごく格好良く見えました。
良いことをするって、気持ちがいいもんなんだと、同情心[96]や共感[97]を知りました。
「一緒に、遊ぼうぜ！」と、年長さんが、声を掛けました。
「うん！」と答えたあなたは、うれしさで一杯です。
一人で遊ぶより、みんなで一緒に遊んだほうが楽しいんだ。

⑨慈愛

と、あなたの前に、あなたよりも小さな子がいます。
指をくわえて、うらめしそうに、あなたの手にしているおもちゃを見ています。
あなたは、そのおもちゃを、その子に差し出しました。
「あ・り・が・と」と、その子がお礼を言いました。
あなたも、なんだかすっきりした、いい気持ちになりました。
自分よりも強いものには、立ち向かうけど、弱いものは、守って、いたわる必要があるんだ、という重要な勉強をしました。

---

[96] 相手の感情を自分のものとして感じる。しかし、ネガティヴな感情に限られていて、相手の感情に引きずられてしまう危険性もある。
[97] 相手の感情を自分のものとして感じる。同情と違うのは、ネガティヴな感情のみでなく、すべての感情を感じる。しかし、冷静な自身の判断力を有している。

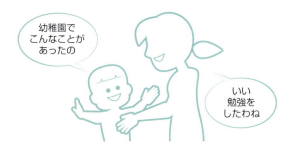
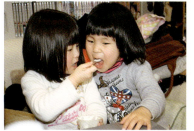

自然に共感の心を学んでいる

⑩共感

あなたは、幼稚園から帰ります。

お母さんが出迎えてくれました。

「あのね、今日は、こんなことがあったの」と、報告をしなくっちゃと思いました。

おかあさんは、ぎゅっと抱きしめて、「よかったね」と言ってくれたでしょうか？

「年長さんには負けたけど、いいこと見たんだ！」

もし、ちゃんとわかっているお母さんなら、きっとあなたを抱きしめて、あなたの成長を喜んでくれたでしょう。

最高の教育です。

すばらしいですね。

子どもは、遊びを通しながら、重要な人間関係のお勉強をしていきます。

自分と同じ自己中の生命体がいる。

そして、自分の中の積極性を通して、どのように対応していいかを学ぶのです。

対人関係の距離感は、こうやって生まれていきます。

	同情 Sympathy	共感 Compassion	同感 Agree
相手の感情	感じる	感じる	感じていない
どのような感情	恐れ・怒り・嫉妬などのネガティヴな感情	喜びを含めたすべての感情に感情移入[98]	自分の気持ちだけ
冷静な判断力	ない	ある	ある
感情	かわいそう・慈悲	受容・慈愛	なし
行動	相手に引きずられて一緒にトラブルに巻き込まれてしまうかもしれない	相手の感情は感じているが、きちんと、自分の判断力を残しているので、客観的に対応できる	基本的には、自分が中心なので、見た目、相手の気持ちがわかっているように振る舞う
言動	かわいそうに	一緒に解決しましょう	いいんじゃない

---

[98] 感情移入：他人や芸術作品や自然と向かい合うとき、これら対象に自分自身の感情を投射し、しかも、この感情を対象に属するものとして体験する作用をいう（世界大百科事典，第2版）。

3）コミュニケーション・ディスオーダーの始まり

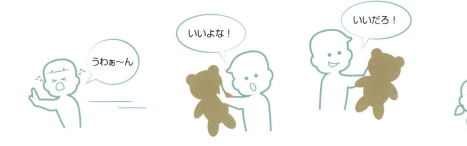

①臆病

　でも、もし、はじめのところで、臆してしまったらどうなったでしょうか？
　「あぶないことはしちゃダメよ」と教わってきました。
　転びそうになる前に、両親が支えてくれました。
　いつしか、うまくいかないことは避けようという習慣が身につきます。
　怖い相手から逃げ出してしまいました。
　そして、何のコミュニケーションも取ろうとしませんでした。
　あなたは、何も学ばなかったかもしれません。
　トラブルがあったら、避けて通るのが一番。
　面倒くさい奴とは、関わっちゃいけないんだ。
　そんな学びをしてしまったかもしれません。
　あなたは、積極性を学べませんでした。
　気がついたら、教室の隅で、一人遊びをしているかもしれません。

②優越感

　これも、子どもの頃には、起こりがちなことです。
　もし、あなたが、目の前で泣いている自分よりも小さな子に、自分の取ったおもちゃを見せびらかしたらどうなるでしょう。
　あなたには、意図的なものはなく、ただ、うれしさをそう表現してしまっただけなのかもしれません。
　しかし、相手の気持ちを考えるということを放棄してしまいました。
　傲慢さや優越感を学んだかもしれません。
　あなたは、お山の大将になることを選択します。
　自分より弱いものを、いたわろうとか、助けてあげようなんて気持ちを理解できないかもしれません。
　それとも、他の子に取られないように隠してしまうかもしれません。
　もしかすると、人生をうまく立ち回るための、ずるがしこさを学んでしまったかもしれません。
　あるいは、少しでも罪悪感（guilt）を感じたでしょう。

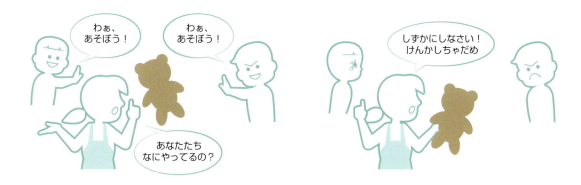

③他力本願（パワーゲーム）

学びはまだ終わりません。

お友達と、おもちゃの取り合いをしています。

そこに、保育士さんが割って入りました。

「あんたたち、なにやってるの？」

半べそを掻いていたあなたには、救世主のスーパーヒーローに見えました。

そして、年長さんからおもちゃを取り上げました。

「あなた、来年小学校に入るんだから、おもちゃはちっちゃい子にあげなさい！」

おもちゃを手にしたあなたは、どう感じていますか？

してやったり？

そうか、都合が悪いときには、泣いた振りをして、虎の威を借りて、もっと強い奴に助けを求めればいいんだ。

もしかすると、あなたは、泣けば何とかなるなんてことは、学んでいませんね？

④理不尽と未完結

保育士さんが、「静かにしなさい！」と声を荒げ、おもちゃを取り上げました。

あれ、遊んじゃいけないの？

あなたは、混乱します。

新しい心の揺れ動きです。

こんな気持ちははじめてです。

ここでの、あなたの欲求は何でしょうか？

遊びたいのに、おもちゃを取り上げられました。

気がすむまで遊びたいのに、止められて、あなたの感情は消化不良です。

絵本も、最後の１ページがないと、物語が完結しないんです。

心残りなんです、満足できません！

そんなの論理的じゃない、理不尽だ。

どうして、こんな嫌な感情[99]を感じなくてはいけないの？

わたしの思い通りにならないの？

ひどい！

---

[99] エリクソンはもっと過激に、guilt：罪の意識という表現を使っている。

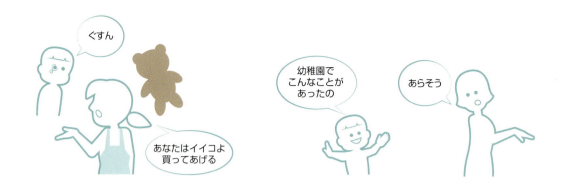

⑤お母さんの介入（甘やかし）

　まだまだ、学びは終わりません。
　あなたは、家に帰って、お母さんに言いつけました。
　最近は、少子化の傾向もありますので、自分の子どもを大事にします。
　もしかすると、「かわいそうに、じゃあ、もっと良いおもちゃを買ってあげるわ」と、甘やかしてしまうかもしれません。
　あるいは、「あなたはいい子よ、悪いのはその子ね」とほめてくれたとします。
　「ほめる[100]ことが良いこと」であると、多くの育児書や教育関係の本には書かれています。
　でも、なんでもかんでもほめればいいのではありません。
　まちがいはまちがい、危ないことは危ないと教えなくてはなりません。
　これでは、いつしか何をやってもいいのだと、すり込まれてしまうかもしれません。
　あなたは、してやったりと思います。
　あなたは、泣けば、欲しいものが手に入るという、欺瞞の心を学んでしまったかもしれません。
　もしかすると、買ってもらったおもちゃを、お友達に見せびらかしているかもしれません。

⑥疎外感

　一方で、お母さんの無関心も問題です。
　一日を終えて、保育園や幼稚園から帰ったあなたの話を、もし、お母さんがちゃんと聴いてくれなかったら……。
　それとも、「あらそう、おやつは冷蔵庫よ」なんて受け流されてしまったでしょうか？
　あなたは、きっと寂しさを感じたことでしょう。
　もしかすると、そこで、心の成長が止まってしまうかもしれません。
　大人になったとき、帰ってきた旦那様に「ねえ、聴いて」と言ったのに、つれない返事に、疎外感が逆なでされて、怒りを感じてしまうような不協和音の原因の一つになってしまうかもしれません。

---

[100] ほめる：桜美林大学の大学アドミニストレーション研究科の高橋真義教授は、ほめ言葉を3分間でいくつ書けるかというトレーニングをする。

4）何を学んだか

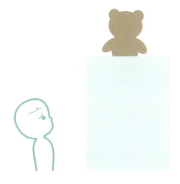
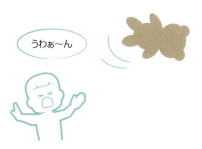

①リスク

　おもちゃ一つでも、そこには、たくさんの学びの機会がありました。

　たかが、幼稚園ですが、学ぶべきたくさんのアイテム（挑戦と感情）があります。

　そして、そのアイテムの使い方を、たくさんたくさん、勉強できました。

　あなたは、何を学んだのでしょうか？

　「積極性（イニシアティブ：initiative）」と「罪の意識（ギルト：guilt）」です。

　おもちゃを例に、複雑な問題にぶち当たりました。

　あなたのやりたいことと、それを実行しようとするときに、トラブルが生じたら、どう判断したらいいのか？

　この時代は「やりたいことを見つけ、それを実行し、それをやりとげる（Is it OK for me to do, Move, and Act？）」ということを勉強しています。

　もちろん、簡単にできることもありますし、ときには、リスキーな冒険もあります。

　たとえば、高い棚の上にあるおもちゃを取りたい、でも、手が届かない。

　ここで、あなたは、今の自分の限界を知ります。

②逃げる

　エリクソンは、子どもは思い通りにならないときには、ネガティヴな行動を選択するかもしれないと、注意を喚起しています。

　なぜならば、まだ、具体的な概念はわかっても、善悪という倫理的な抽象的概念は、十分に理解できません。だから、こんなことが起こるかもしれません。

　だだをこねたり、お友達をぶったり、他の人の気持ちを察することができないので、お友達のおもちゃを奪ったりして、いじめにつながるかもしれません。

　一方で、いじめられたほうはどうでしょうか？

　思い通りにならなかったあなたは、欲求不満を感じます。

　やろうと思っていたのに、他の人のわがまま[101]で、挫折してしまいました。

　うまくいかないけれど、それが説明できない、もどかしい。

　納得も説明もできないので、アグレッシブに、ものを投げたり、ぶったり、叫び声を上げるという、攻撃的な反応を引き起こしてしまうかもしれません。

---

[101] アグレッシブ（aggresive）とある。自由とわがままは違う。どちらも好きなことをやりたいが、わがままは他人の自由を奪い、自由は他人を尊重できる。

4　Stage 4 ＜児童期＞

1）ステップアップ……自分という存在と、抽象的な学び

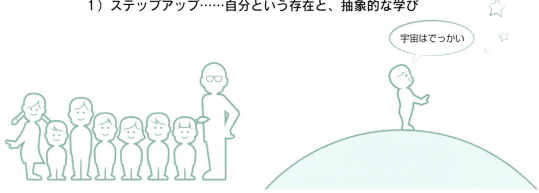

　ここでの学びは「勤勉性(industry[102])」と「劣等感(inferiority[103])」です。
　小さいときには、ただ、遊びたいだけでした。
　新しいことを知りたいという欲求だけで、気まぐれでも問題ありません。
　しかし、学校生活が始まると、さまざまな勉強が始まります。
　学校では、学ばなければならないたくさんの科目が出てきました。
　もちろん、新しい知識は、あなたの好奇心を刺激し、喜びを与えてくれます。
　知らない世界がどんどん広がり、何かを生み出せるのだという、自信を生み出します。
　この頃、あなたは、個としての自分に気がついてきます。
　年齢差のある人間関係や、積極的な子どもも、引っ込み思案な子どもも、強い子どもも、泣き虫も、さまざまなキャラクターのあることをを知ります。
　あなたのわがままが、他の人に迷惑をかけてしまうことも知ります。
　そこから、責任を持って、正しい行動が取れるように頑張ります[104]。
　分かち合ったり、協調するなかで、ちょうど良い人間関係を学びます。
　そして、人間関係が、ときには、うまくいかないことも知ります。
　徐々に、抽象的な概念も理解でき、論理的に空間と時間の概念を把握していきます。
　原因と結果についても、モラルの概念も獲得し始めています。
　文化や個性の違いを認めることで、自分がどういう存在であるか考え始めます。
　ときには、指図されたくないので、口答えをしたり、言うことをきかなかったり、反抗的な態度を取るかもしません。
　それは、自信を確立するための重要な学びの時期だからです。
　そして、もっと複雑な物事を学んで、やってみたい(competence)と思っています。
　本を読んだり、ものを書いたり、お話をしたり。これが、正しいコミュニケーションの発達です。
　そんな中で、子どもたちは人生の基本となる、自分の特殊な才能(talent[105])に気づく時期です。

---

[102] industry は、産業とか勤勉という意味。何かを生み出すために勤勉性をというイメージか。
[103] inferiority は、劣っていること。inferiority complex で劣等感。
[104] work hard とある。
[105] talent タレントは才能。

2）自分という存在が脅かされるとき

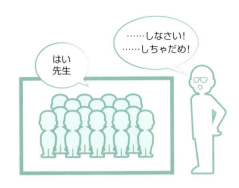

しかし、あなたの自由が制限されることがあります。
すると、あなたの好奇心は満足できません。
先生たちが正しい教育で育んでくれなかったら？
どうしても、教員は枠にはまったいい子が大好きです。
「……しなさい」「……しちゃだめ」「競争もダメ」「喧嘩もダメ」
運動会では、序列を付けないために、みんなで一斉にゴールをする。
放課後の校庭でみんなで遊ぶなんて、怪我をしたら大変だから、とんでもないことだ。
あなたの学校のイメージは、＜恐怖＞です。
先生に怒られないためには、いい子でいなければならない。
勉強ができて、先生の言いつけを守って、静かに授業を聴くのはいい子。
先生にほめられない子は、悪い子ということで、劣等感のできあがりです。
また、あなたのご両親は、自分がなしえなかった夢を、自分の子どもに託して、過度の期待をかけられてしまうこともあります。
教育や仕事や芸術や……。
そして、もし、子どもたちが、両親や先生の期待に添えなかったら……。
そこにあるのは、自分の能力に自信を失った劣等感です。
平均、平凡が一番で、目立っちゃダメ、出る釘は打たれる。
みんなと同じ、個性は隠さなくてはいけない、それが、人生を平穏に生きる方法だ。
あれ、おかしい、人間て、こんなに不自由な生き物なの？
わたしたちの多くは、このあたりから、徐々に人生ゲームのステージクリアができなくなってきました。
アイテムを集めないまま成長しました。
夢がありません。
信頼や独立心や勤勉さをマスターするうえで、ここでアイテムをしっかり集める必要があります。
もし、集められないと、将来が不安になったり、恥ずかしさを感じたり、敗北感や劣等感を生んでしまうかもしれません。
もし、自分の才能を発見して、それを伸ばすことをやめてしまったら？
やる気がなくなり、自尊心は低くなり、無気力感を感じます。
目的のないままに、人生の交差点が迫っています。

5　Stage 5 ＜青年期＞

1）アイデンティティ：クロスロードを渡る

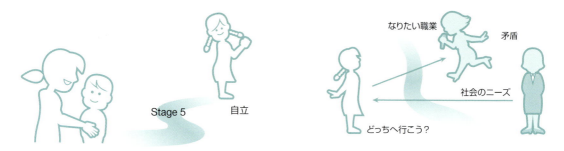

　青年期は、人生の転機であり、分岐点であり、8つのステージの交差点[106]です。
　過去の経験を統合し、未来につなげる架け橋です。
　子どもから大人になるための準備をする時期です。これまでの親の保護から離れて、自分の将来を選択し、自分の力で生きていく力を付けなくてはなりません。
　求められるものは「アイデンティティ[107]（identity：自己同一性・自我[108]同一性）」。
　この時期になると、他人の視線が気になったり、他の人との関係性を考え始めます。
　自分の一生の仕事（将来設計）も考えなくてはなりません。
　自分自身が、社会の中で何ができ、どのように振る舞えばいいのか？
　その混乱の中で「わたしは誰？」「わたしには何ができるの？」（Who Am I and What Can I Be?）という答えを見つけていきます。
　ここには、得なくてはならない二つのアイテムがあります。
　一つは、自分自身の「人生の目的を探す」こと。
　つまり「あなたはどこから来たのか？」「わたしは誰？」という立ち位置を認識します。
　もう一つは、「社会から何を求められているかを認識する（人はどうあるべきか？）」こと。
　まさに、自分自身の内面に問い掛けて、「自分自身を再構築（リイマジニング）する」必要性を感じる時期です。
　「アイデンティティは混乱[109]」し、自らの夢と限界との矛盾を解決しなくてはなりません。
　実際に、子どものときの夢はどれくらい実現したでしょうか？クラレ[110]による調査では、男の子はスポーツ選手・警察官・運転手、女の子はケーキ屋・芸能人・花屋だそうです。
　もちろん、これまでのアイテムがあれば、きちんと自らの進む道を見つけ（fidelity）、陶冶されて創造[111]されます。

---

[106] crossroad と表現している。
[107] 哲学分野では「ものがそれ自身に対して同じであって、一個のものとして存在すること」。心理学・社会学・人間学などでは「人が時や場面を越えて一個の人格として存在し、自己を自己として確信する自我の統一を持っていること」であり、「本質的自己規定」をさす（大辞林）。
[108] 哲学的には『知覚・思考・意志・行為などの自己同一的な主体として、他者や外界から区別して意識される自分』、精神分析では『イド・超自我を統制して現実への適応を行わせる精神の一側面』（大辞林）
[109] conflict と表現している。葛藤や衝突のこと。
[110] http://www.kuraray.co.jp/enquete/occupation/2015_s6/
[111] forging としている。鋳造するというような意味であるので、まさに人格の陶冶である。

2）なぜわたしなのか？

わたしはなぜここにいるのか？

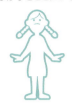
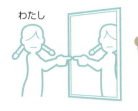

「わたしは誰なのか？（Who am I ?）」という問いかけは、形而上学[112]的には自己意識という概念です。

つまり、まだ、自我が芽生えないころは、ただ朝起きて、ご飯を食べて、うんちをして、遊んで、疲れたら寝るだけでした。

なぜなら、なんでもやってくれる親の保護の元にありますから、考えなくてもよかったのです。

やがて、自分の存在に気づきます。

自分を意識し始めることが、自立への第一歩です。

自己意識とは何かについては、たとえば、こんな例が挙げられています。

あなたは、鏡を見ます。

鏡に映されているのは、自分自身であると認識できます。

でも、他の動物では、自分と認識できません。

仲間と興味を示したり、なわばりに入ってきた敵であると錯覚をして攻撃を仕掛けたりします。

自己意識は、親の保護から自立・自律するためには、どうしても必要な概念です。

自分という存在がいる。

さまざまな人の中で、自分自身がどこにいるのか？

自分の食べているご飯は、農家が作って、トラックで運ばれて、お店に並んで、それを買ってきて食べているんだ。

洋服も、文房具も、みんな、それぞれの職業で役割を分担しているんだ。

自分自身の立ち位置を知ることで、本当の意味での協調性を学びます。

こんな質問をしてみましょう。

> Q「あなたが、子どもの頃になりたかったものは何ですか？」
> Q「あなたは、その仕事をしていますか？」
> Q「もし、別の職業に就いていたら、それはなぜですか？」
> Q「あなたの選択に影響を与えたものは何でしょう？」

---

[112] 世界の根本原因や、物や人の存在の理由などの、普遍的な原理を究明しようとする学問、哲学。

3）人生の目的は？

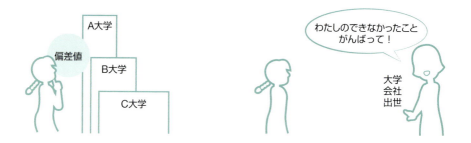

　二つ目の問いかけは、「わたしには何ができるのだろう？（What can I be?）」です。
　あなたは、多様性の社会の中で、自分でさまざまなことを選択できるはずです。
　でも、必ずしも、そうはいかないこともあります。
　学力の関係であったり、家庭の事情であったりで、進学するのか、就職するのかが制限されるかもしれません。
　その中で、先生や先輩など、大人とぶつかることもあります。
　自分で選んだ仕事が、両親の願望と違っていることもあります。
　もし、誰かに、違った世界観とか、望まない仕事[113]を押しつけられれば、あなた自身の本当にやりたかったこと（内なる願望）を押し殺してしまう[114]こともあります。
　本当はやりたいはずの自分探し（自己発見）を、あきらめて[115]しまうこともあります。
　そんな理不尽なことを納得[116]しなくてはいけないの？
　自由意思と社会のニーズとの矛盾の中で、葛藤し、徐々にバランス[117]感覚を身につけます。
　そのバランスの中で、これからの人生で何をやりたいのかを決めていきます。
　こんなことをやりたい。
　そのためには、何を学べばいいのだろう？
　それを実現するためには、どこの学校へ行こう？
　自分の学力で入れるかな？
　授業料はどうしようか？
　これまでの発達段階にも、それぞれの危機はありましたし、これからもたくさんの危機に遭遇します。
　でも、この時期は、親の保護を受けていた子ども時代から、自立した大人への脱皮です。
　これまでの経験を通して、自分だけのオリジナリティーあふれるアイデンティフィケーション[118]を形作って、自分自身の個性を認識する大事な時期です。
　そうすることで、自分の二本の足を地につけてきちんと人生を歩いて行けるはずです。

---

[113] vocation という書き方なので転職というニュアンスもある。
[114] acquiesce なので、同意することだが、不本意ながら文句も言えずに黙って従うというイメージ。
[115] foreclose という表現で、排除するとか締め出すというような意味。
[116] 原文は integrate なので、組み込むという感じ。
[117] perspective と書かれているので、物事を見るときに、釣り合いの取れた見方をする。
[118] identifications は直訳すると、身分証明書になる。つまり、「どんな人間か」

4）アイデンティティ・クライシス

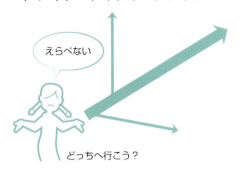
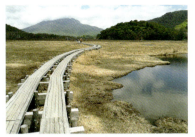

尾瀬ヶ原

　もし、「わたしがどんな人」で「何ができるのか」という二つのアイテムを見つけていれば、自分で、自分の進むべき道を選択できます。
　そのプロセスを通過できなかったのが「自己同一性の崩壊（role confusion[119]）」、つまり、「アイデンティティ・クライシス（identity crisis）」です。
　ここまでに至る4つのステージで、アイテムを集めてきませんでした。
　しかし、気がつくと、ものごとを自分で決めたことがありません。
　あなたの心にインプットされているプログラムは、他人の言葉だけです。
　そんな青年に「あなたは、どんな人ですか？」と訊いてみても、答えがありません。
　なぜなら、考えたことがないからです。
　思い出してみると、両親が『……ちゃんは、いい子ね』と、代弁してくれました。
　探しても、あなたが実際に経験して集めた、オリジナルの言葉はありません。
　なんだか、借り物の人生です。
　いつしか、条件がなければ、愛を感じなくなりました。
　あれ、自分で自分の進む道を選ぶことができません。
　何になりたいのか？
　答えが見つかりません。
　教員や親の意志ではなく、大学にも目的を持って入学できるはずです。
　このステージをモラトリアム[120]の時代などとも呼んでいるように、もちろん社会も、この青春期の若者が「本当の自分を見つける」大事な時期であるということを知っていますから、大学や専門学校など、さまざまな教育システムがあるのですね。
　いずれにしても、このプロセスは、いつかは通り抜けなければなりません。
　一般的には経験的に20代とされていますが……[121]、正しい時間も時期もありません。
　もちろん、早く気がつく子ども[122]もいれば、一方で、大人になっても気がつかないで、自分の夢や目標を見つけられない人も多いです。

---

[119] confusion は混乱状態、困惑などの意味で。直訳すれば役割の混乱であるが、あえて同一性とそろえた。
[120] moratorium は自分探しをしている時期のこと。
[121] 現代社会では、教育年限も伸び、アイデンティティの確立のための時間は延長する傾向にある。
[122] 山田倫太郎：医者をめざす君へ．東洋経済新報社，東京，2015．

6　Stage 6 ＜初期成年期＞

1）うまくいってる

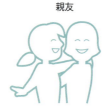
親友

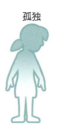
孤独

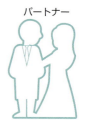
パートナー

さあ、人生ゲームもついにステージ6面です。
あなたは、学校を卒業して、社会に出ました。
エリクソンの課題は「親密性（共感：intimacy）」と「孤独（isolation）」です。
「親密性」と翻訳されていますが、あえて、共感という言葉を付け加えました。
つまり、人間関係です。
もし、良好な人間関係が築けないとすれば、そこに待つのは、孤独です。

アイデンティティのある人と、アイデンティティのある人が出会いました。
お互いに、相手の個性を尊重できますので、良好な人間関係が構築できます。
自分の持っている知識や技術を与え合います。
だから、トラブルは起こりません。
いつも、職場には笑いが絶えません。
すばらしいチームが作れます。

さらに、エリクソンはこう訊いています「愛してもいいの？（Can I love?）」。
アイデンティティが確立しました。
あなたのアイデンティティは、他の人のアイデンティティとのコミュニケーションを求めています。
調和を求めています。
親の保護から独立し、家族や家庭という新たな関係を築きたいのです。

やがて他の人との、人生をかけた約束への準備をします。
相手の気持ちをきちんと理解することとで、親密さを構築することができます。
それは、生涯の親友であるかもしれませんし、結婚（love）であるかもしれません。
でも、そのような関係を構築するためには、犠牲と妥協[123]を選択することもあります。
彼、彼女の願望を叶えるためには、自分の時間や自由やエネルギーの一部を提供しなくてはならないこともありますが、相手の喜びに共感できることは、ひとつの喜びであり、ひとつの学びなのですね。

---

[123] sacrifices and compromises
犠牲と歩み寄り。

2）うまくいかない

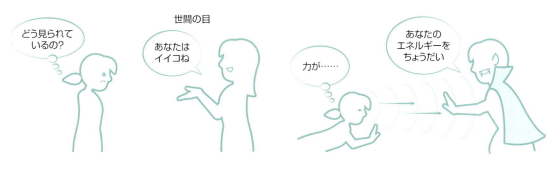

アイデンティティ・クライシスを抱えたまま、大人になって社会に出ました。
自分を出せず、身構えてしまって、他人と親密な関係を築けません。
「わたしはこうしたい」と正しい自己主張ができません。
言動には警戒心や猜疑心が入り、いつも、自分の評価が気になります[124]。
孤独感を感じ、寂しさや恐怖[125]から、苦しみや怒りが起こるかもしれません。
自分の言動を否定され、お友達がいなくなること[126]に、恐怖を感じます。
心（エゴ）はその痛みに耐えられないかもしれません[127]。
誰かがいないと、自分が維持できません[128]。
まわりにいるパターナリスティック[129]な嫌な上司や、面倒くさい部下や後輩です。
協調性は、アイデンティティのない人にとっては「俺の命令に従え」と同義語です。
ブラックホールのように、あなたのエネルギーをどんどん吸い取ります。
一方で、そんな攻撃にさらされて、エネルギーが吸い取られる人もいます。
もちろん、自分がありませんので、「わたしは、こんな人間です」とはっきり言えませんし、人生ノートには、プロテゴ・マキシマ[130]（最大防御呪文）が入っていません。
あなたは、まわりの目を気にし、スポイルされるのは嫌だけど、強制されるのも嫌です。
いつしか、同僚にも、変な目で見られているかもしれないと、疑心暗鬼になります。
あなたは、ただ吸血鬼のような仲間[131]にエネルギーを吸い取られて、崩壊します。
自分自身を維持できなくなり、ときには、切れて、急に攻撃的になります。
ですから、自分を守るためにとげとげの防御バリアを張り巡らします。
あとからやり過ぎたと気がつくかもしれませんが、そのときには、もう、誰もあなたのことを見向きもしてくれません。
あなたは、落ち込んで、居場所もなくなってしまいました。

---

[124] 荒木 紀幸：教育心理学の最先端―自尊感情の育成と学校生活の充実．あいり出版，京都，2010．
[125] angst なので、恐怖とか不安とか苦悩。
[126] 最近では、ラインなどでどうやってグループを辞めるかなどで悩みもある。
[127] エリクソンは、わたしたちはときには親密さ（交友関係）よりも孤独を求めることもあるとしている。
[128] ケイ・マリー ポーターフィール：共依存かもしれない―他人やモノで自分を満たそうとする人たち（10代のセルフケア）．大月書店，東京，2006．
[129] 権威主義・父権主義とも。孟子の三綱五条のように、先輩や親に従うべきであるという儒教的考え。
[130] ヒュー・ローリングスのハリーポッターの魔法の防御呪文。
[131] ルパート・J．バーンスタイン：あの人はなぜあなたを疲れさせるのか．角川書店，東京，2001．

7 Stage 7 ＜成年期＞

1）うまくいっている

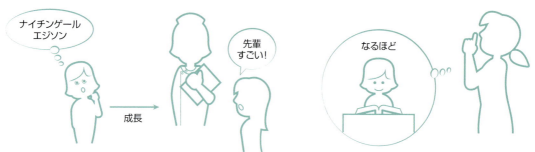

　人生ゲームも、徐々に終盤にさしかかります。

　探すべきアイテムは「創造性（generativity[132]）」と「停滞（stagnation[133]）」で、それは「次世代を生み出すこと[134]」を意味しています。

　成年期（成人期：adulthood）にさしかかると、家族を作り、子どもを育て（care）、部下や後輩を指導していく時期になります。

　つまり、あなたがこれまで学んできたことを、次の世代に伝えていく時代です。

　伝えるものは何でもいいのです。

　教育・芸術・医学・介護・スポーツ・文学・マンガだって OK ……。

　あなたは、次の世代を育てるための、お手本です。

　わたしたちも、先人たちの残したたくさんの道しるべをたどって来ました。

　子どものときに読んだ、これまで生きてきたたくさんの人たちの「伝記」を思い出してみてください。

　ナイチンゲール、エジソン、モーツアルト、アンネ・フランク、聖徳太子、レオナルド・ダビンチ、平清盛、清少納言、紫式部、スティーブン・ジョブス……。

　子どもの頃は「わたしも、あんな風になりたい」と、思ったことがありませんか？

　そうして、アイデンティティのステップを上がっていきます。

　今度は、あなた自身が、大人の階段を登っている子どもたちを導く道しるべになります。

　大丈夫です、大人だって完璧ではないんです。

　お父さんも悩んでいます[135]し、お母さんも悩んでいます[136]。

　なぜなら、親になるのはみんなはじめてですね。

　あなたのご両親も、自分の子どものときに取り忘れてしまったアイテムを、あなたたちの成長を見ながら、客観的に気がつき、リイマジニングして、少しずつ親になっていったのです。

---

[132] generativity は、エリクソン独自の精神分析学上の言葉。生殖性と訳されるが、次の世代を導いてアイデンティティを確立させていく。そのコンセプトには、生産性や創造性も含まれている。

[133] 自己吸収と訳されるが、次世代を育てることができずに、自分の中に閉じこもるというイメージ。

[134] エリクソンは、Can I make my life count? と投げかけている。

[135] 岡田 尊司：父という病．ポプラ社，東京，2015．

[136] 岡田 尊司：母という病．ポプラ新書，ポプラ社，東京，2014．

2）うまくいかない

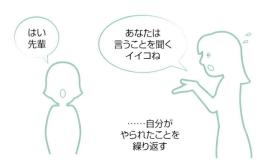

一方で、自己中心的[137]な人もいます。

うまく子育てや後輩の指導という社会貢献ができなければ、生産的なコミュニケーションができません。

うまくいかないというあせりは抑うつしたり、不満を引き起こしてしまうかもしれません。

何も学ばずにここまで来ました。

部下ができ、後輩ができますが、あなたはマネジメントの方法を知りません。

どのようにリーダーシップを取っていったらいいのでしょうか？

ですから「……しなさい」「……しちゃダメ」と、どこかで聞いたようなことを言います。

部下が思い通りに動いてくれないと、あなたは、いらだちや、怒りを感じます。

アドバイスは相手の耳には届かず、クレームにしか聞こえません。

もしかすると、もっと言うことを聞かせるためには、威厳が必要だと、間違った方向に進んでしまうかもしれません。

さあ、あなたが残す、道しるべはどのようなものでしょうか？

豊かな人生を、それとも、嫌な上司や親を選びますか？

ドロシー・ロー・ノルト[138]さんの「子は親の鏡」というすばらしい詩があります。

すばらしい親からはすばらしい子どもが育ちます。

逆もまたしかりです。

まだ、大丈夫です。

あなたが、次の世代に、何かを残そうとしたとき、すばらしいものを残したいと思うのは、当たり前です。

でも、誰かに何かを伝えようとすると、自分に足りないアイテムがあることを知ります。

それを、自分の中に求めるか、他人から奪おうとしたり、見栄や威厳で覆い隠すかです。

それは、あなたに、もう一度、自分を見つめ直しなさいという、最後の課題なんです。

子どもや部下の成長を見ながら、足りない部分を補いながら、自分自身が成長する場でもあります。

さて、ここまでの発達過程のアイテムを全部集めていてもいなくても、否が応にも人生のゲームは最終ステージに突入してしまいます。

---

[137] self-centerd なので、自分が真ん中、つまり自己中心的で自分勝手。

[138] ドロシー・ロー ノルト：子どもが育つ魔法の言葉．PHP研究所，京都，2001．

8 Stage 8 ＜成熟期（老年期）＞

1）うまくいっている

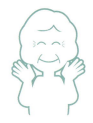 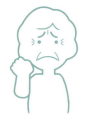

＜ブロニー ウェアの死ぬ瞬間の5つの後悔[139]＞

①幸せをあきらめなければよかった。
②友人と連絡を取り続ければよかった。
③思い切って自分の気持ちを伝えればよかった。
④働き過ぎなければよかった。
⑤自分に正直な人生を生きればよかった。

　あなたが、望んでも望まなくても、最終ステージ[140]です。
　残念ながらこの人生ゲームは、時間制ですので、タイムアウトは目前です。
　人生最後のアイテムは「完成された自我（ego integrity[141]）」と「絶望（despair）」です。
　ここでの問いかけは、「わたしの人生は OK だったの？（Is it OK to have been me?）」です。
　この時期の最終的な課題は、自分自身の人生を顧みることです。
　自分の人生を思い出し、そして、何をなしたのかを考えます。
　人生に満足し、幸せで、何かを生み出し、賢く（wisdom）人生を過ごしてきたのならば、満足感して、うまくいった[142]と感じます。
　あなたは、自分に誠実で、自分の心に素直に生きてきたでしょうか？
　感情や気持ちを率直に表現できたでしょうか？
　自分自身が喜びに満ちた、楽しい人生でしたか？
　もう一歩進んで、他の人にもその喜びや楽しさを分かち合ってきたでしょうか[143]？
　それならば、OK です。もしかして、期待はずれの人生だったでしょうか？
　自分に素直でなく、感情や気持ちも押し殺し、自分を喜ばすこともせず、もちろん、他の人を喜ばすなんてことはなかったのでしょうか？
　そう感じているならば、スクルージ[144]のように絶望感を感じるかもしれません。
　自分の人生の旅路・ゲームのゴールに到達できない！
　だから、人生に不満や失望を感じて、落ち込んだり、絶望してしまうかもしれません。
　そして、人生は終わりを迎えます。

---

[139] ブロニー ウェア：死ぬ瞬間の5つの後悔．新潮社，東京，2012．
[140] E.H. エリクソン，J.M. エリクソン：ライフサイクル，その完結．みすず書房，東京，2001．
E.H. エリクソン、ヘレン・Q. キヴニック：老年期―生き生きしたかかわりあい．みすず書房，東京，1997．
[141] 多くは、自己統合などと訳されているので、交流分析でいう大人の部分で自我を統合するようなイメージであるが、integrity なので、あえて完成されたとした。
[142] integrity という表現を使っているので、何も欠けていない、完璧な状態というニュアンスか？人生に必要なすべてのアイテムを取ってきたということであろう。
[143] ジャック・ニコルソンとモーガン・フリーマン主演の、最高の人生の見つけ方という映画にはこのような台詞がある。
When the soules got in the entrance to heaven, the gods asked them tow questions.
Their answers determined whether they were admitted or not.
1：Have you found joy in your life？　2：Has your life brought joy in others？
[144] クリスマスキャロルの主人公の欲張りな金貸し。クリスマスの精霊により心を開いていく。

2）二つの選択

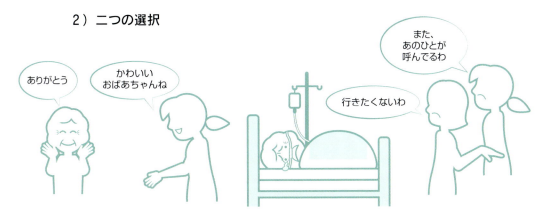

このステージは、「成熟期」あるいは「老年期」ともいいます。
あなたの感じるのは「自我統合感」です。
あなたは、あなたの人生を振り返っています。
あなたは、大人の階段を一つずつ、登って、すべての経験をしてきたはずです。
良かったことも、悪かったことも、すべて、あなたの糧になります。
その中で、あなたは人間的な円熟を迎えます。
心の平穏が、心理的な安定が得られたでしょうか？
そんなお年寄りは、いつも、にこにこして、「ありがとう」と感謝の言葉があります。
介護保険施設でも、「……さん、かわいいわよね」と、みんなのお気に入り。
もちろん、あなたにとって、人生にはいろいろなイベントが発生しました。
良いことも悪いこともあったはずです。
でも、そのすべてを学びの機会だと、ポジティヴにとらえることができました。
だからこそ、今のあなたがいます。

しかし、学べなかったあなたは、絶望と、嫌悪感と、後悔と、挫折感の中にいます。
あるのは、＜怒り＞と＜むなしさ＞だけです。
あなたの耳には、「まだ、あの人が呼んでるわよ」「いやよ、行きたくないわ」と、施設の職員さんたちの声が聞こえます。
あなたにとって、人生はどんな意味があったのでしょうか？
「わたしの人生はなんだったんだろう……？」
探しても探しても、答えは見つかりません。
足腰は弱り、自分で歩けませんので、目に見えるのは施設の天井、鼻には管。
ときどき、誰かが来て、管から食事を入れていきます。
ただ、お腹がふくれるだけで充実感なんてありません、生きている実感もありません。
嫌だというのに、無理やり、歯を磨かれ、お風呂に入れられます。
顔見知りは、誰も来てくれません。
たまに、ボランティアの人が、変な格好をして、笑わせに来てくれます。
でも、笑えません……。

3）人生のゴール

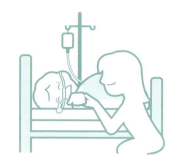

　大丈夫、まだ、間に合います。
　ちゃんと、最後のチャンスは用意されています。
　ある日、見慣れないボランティアの人が、あなたのベッドの脇にやって来ました。
　これまでのボランティアとは、何か違います。
　あなたの手を誰かが握りました。
　ただ、握っているだけです[145]。
　優しい手です。大きな手です。温かい手です。柔らかい手です。気持ちがいいです。
　なんだか、力が伝わってきます。
　あなたがそっと目を開くと、笑っている目がありました。
　その目を見たら、涙がこぼれてきました[146]。
　あなたの心の壁が、消えていきます。
　人生には、たくさんのアイテムとなる教訓が含まれていることにお気づきですね。
　もし、あなたが、これまでのステージでたくさんの間違いを犯したとしても、大逆転だってあります。
　優しい目を見たとき、ご両親の優しい目を思い出しました。
　その一瞬で、楽しかったことも、つらかったことも、あなたの目の前に、すべての人生が走馬灯のように広がっていきます。
　そして、そのときどきで学ぶはずだった、たくさんの課題に、はっと、気がつきます。
　「ああ」という奇跡の回復呪文、その気づき、その一瞬のために、あなたの人生はありました。
　それで、すべてのステージクリアです。

　「雪のひとひら[147]」にも「ペール・ギュント[148]」にも、最後のシーンで、こんな声が聞こえました。
　『おかえり』
　その一言に、物語のすべてが包括されていました。
　あなたの人生の物語も、ここで大団円を迎えます。

---

[145] 無理に声かけなどはしないで、ただ、寄り添っている。
[146] カタルシス（catharsis）は、哲学、心理学、医学などの分野で精神が「浄化」されること。起源はアリストテレス。その後、フロイトから、「代償行為によって得られる満足」を指すようになった。
[147] ポール ギャリコ：雪のひとひら．新潮社，東京，2001．
[148] ノルウェーの作家、ヘンリック・イプセンの戯曲。人形の家なども有名。エドヴァルド・グリーグの組曲を作っている。

4）発達課題と感情・意識の拡大

Stage	時期	学び	心理的課題 ポジティヴ	心理的課題 ネガティヴ	意味のある関係性	意識の拡大	感情的な発達
1	乳児期	希望	信頼	不信	母親	ベッドの中	恐れ
2	幼児前期（児童前期）	意志	自律性	恥・疑惑	両親	子ども部屋	怒り
3	幼児後期（遊技期）	目的	積極性	罪悪感	家族	保育園 幼稚園	嫉妬
4	児童期（学童期）	適性の発見	勤勉性	劣等感	地域・学校	小学校 中学校	喜び
5	青年期	真実の探究	同一性 アイデンティティ	同一性の拡散 アイデンティティの危機	仲間 ロールモデル	高校・大学	同情
6	初期成年期（前成年期）	愛	親密感（共感）	孤独	友達 パートナー	社会	情熱
7	成年期	世話	創造性	自己吸収	家族・同僚	世界	共感と慈愛
8	成熟期（老年期）	賢さ	完成された自我	絶望	人類	宇宙	悟り

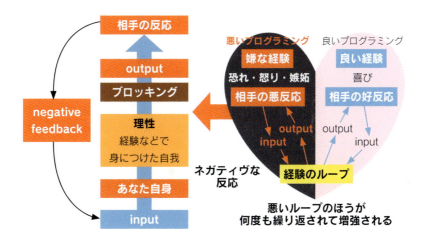

発達段階ごとに学ぶべき課題。

それは、なんだったのでしょうか？

わたしは、このように書きました。

「すべての感情を感じること」そして、「意識を拡大すること[149]」でした。

それを、重ね合わせてみましょう。

人との触れ合いの中で、さまざまな感情を感じました。

あなたの認識している意識（思考や活動するテリトリー）は、ベッドの中から、家や、町や、学校や、地域や、国へ、そして宇宙へと、どんどんと広がっていったはずです。

あなたの意識は、今、どれくらいの大きさなのか、一度考えてみましょう。

---

[149] 阿字観は、密教の『大日経』にある瞑想法のひとつ。弘法大師空海によって伝えられたとされる。

応用編

リプログラミング

1 わたしはこんな人です

1 アイデンティティの発達

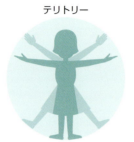
テリトリー

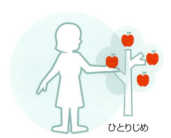
ひとりじめ

　エリクソンの発達段階のStage 5で学ぶことは、あなたのアイデンティティでした。
　では、アイデンティティとは何なのでしょうか？
　まず、あなたがいて、あなたのテリトリーがあります。これは、あなたの肉体であり、時間であり、能力です。もちろん、あなたの心も、理性もここにあります。
　あれ、おいしそうな果実の実った木が生えています。それは、学んできた知識であり、あなたの技術です。もちろん、あなたのテリトリーに生えていますので、あなたのものです。ですから、あなたは、その果実を好きなときに、好きなように食べることもできます。
　なぜなら、あなたの所有物ですから、どのように使っても、あなたの自由です。

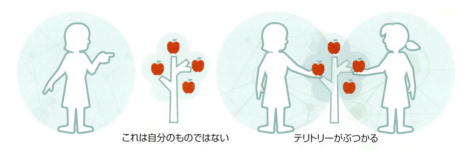
これは自分のものではない　　　　テリトリーがぶつかる

　あなたのテリトリーの外に樹があったとします。あなたは、自分の樹か、それとも自分のものではない樹か、ちゃんと認識できます。隣に別の人がいて、その人のテリトリーもあります。もちろん、その人が自由に使ってもよい、体であり、時間です。それは、自分のものではないことを、あなたは、ちゃんと認識しています。自分のものと他人のものを、きちんと区別できることが、正しいアイデンティティのあり方です。
　Stage 3では、具体的で、物質的な概念について、Stage 5では、抽象的で、目に見えない概念についても、同じことを勉強しています。ですから、きちんと、アイテムを集めてきたあなたには、他人の意見を受け入れる余裕があり、異文化を理解しようという気持ちが生まれます。

2　境界線がわからない

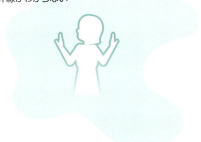

境界線がわからない

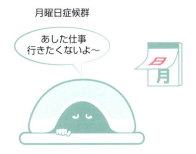

月曜日症候群

あした仕事行きたくないよ〜

　自己と非自己という概念は、わたしたちの体を守っている免疫のようなものです。
　一方で、異物への過剰反応（アレルギー）や、自己免疫疾患（膠原病）という、自分自身を攻撃する難病もあります。
　まさに、自己と非自己の境界線がなくなり、何をしていいのかもわかりません。
　アイデンティティ・クライシスとは、心のアレルギーかもしれません。
　もし、自分のものと、他人のものが、区別できなくなると、いつの間にか、あなたの時間も、技術や能力も、みんな、その会社や上司のためのものになってしまいます。
　昔は「滅私奉公」なんて言葉を使ったこともありましたが、気がつくと、あなたのオリジナリティも、時間も、能力も、あなたの自由にはなりません。
　本当はそんなことはないそうなのですが、レミングという動物は、ある日、突然、一方向に歩き始めて、山でも障害物でもお構いなしに乗り越えて、最後には海に落ちて死んでしまうなどという寓話がありました[150]。
　リーダーが正しい方向に向かっていればいいのですが、もし、間違った選択をしたら？
　もし、選択権を誰かに譲り渡して、自分の心も体も認識できなくなったら？
　ぐずぐずにバランスが崩れてしまいます。
　あなたは、会社の歯車かもしれません。
　あなたは、チャップリンの「モダン・タイムス[151]」の笑いの中に秘められた皮肉に気がついたでしょうか？
　あなたの自由な心も体も、誰かのテリトリーに乗っ取られています。
　朝起きて、仕事に行って、帰って、疲れて、寝て、また、体も心の疲れも取れないままに、朝起きます。その繰り返し。ものを考える時間もありません。あなたのアイデンティティなんて考える余裕もありません[152]。お休みかと思ったら、また月曜日が来ます。
　まあ、それも、あなたの選択です。

---

[150]　アラン・アーキン・今江祥智・遠藤育枝訳：レミング物語．原生林，東京，1989．
アラン・アーキンはシザーハンズやパーフェクトプランなどに出演している俳優。「カウンセリング熊」などの著作もある。
[151]　モダン・タイムスで、チャールズ・チャップリンが、歯車の中に巻き込まれるシーンがある。
[152]　厚生労働省は2015年12月1日より、「5分でできる職場のストレスチェック - こころの耳」を、従業員50人以上の事業所において義務づけた。http://kokoro.mhlw.go.jp/check/

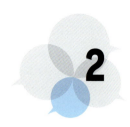

2 あなたのまわりの困った人々

1 あなたのまわりの問題児

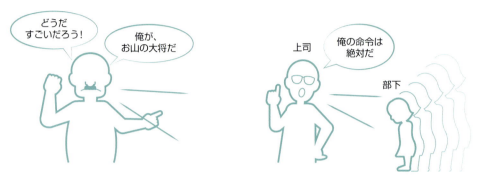

　基本的には、アイデンティティのでき上がっていない人が、自分自身を維持しようとすると、一人では解決できません。自分自身の足りない部分を、他のもので代用しようとします。一人でやっていただければいいのですが、まわりにさまざまなトラブルをまき散らしていまいます。

　そのような人の分析本[153]が数限りなくあるくらいですから、相当多くの人が被害を被っているようです。

　こちらも、アイデンティティがきちんとできていれば、何も恐れる必要も、迷惑も感じません。でも、アイデンティティがないと、軸のぶれたコマのように、そういった人の攻撃で、あっちへふらふら、いいように振り回されてしまいます。

　よく考えてみれば、そのような問題児は、駄々をこねて、地団駄を踏んで、大声で叫んで、まわりに八つ当たりをしている Stage 2 や 3 から先に進めなかった子どもです。

　そのときに発達課題を、経験しなかったり、自分で解決してこなかったから、大人になった今になって、その問題に直面しているだけです。

　お山の大将になりたいのは、リーダーシップのマネジメントを今になって学ぶためです。

---

[153] フランチェスコ アルベローニ：他人をほめる人，けなす人．草思社，東京，1997．
リック ブリンクマン，リック カーシュナー：「困った人」に困らされない法──あなたを救う処方箋．ダイヤモンド社，東京，1997．
M. スコット ペック：平気でうそをつく人たち──虚偽と邪悪の心理学．草思社，東京，1996．
フランソワ ルロール，クリストフ アンドレ：難しい性格の人との上手なつきあい方．紀伊國屋書店，東京，2001．
見波利幸：あなたのその態度が部下の心をキズつける．ファーストプレス，東京，2006．
渋谷昌三：人を傷つける話し方，人に喜ばれる話し方．ワック，東京，2007．
バルバラ・ベルクハン：アタマにくる一言へのとっさの対応術．草思社，東京，2000．
ジョイ・ダクスベリー：難しい患者さんとのコミュニケーション・スキル．金芳堂，京都，2003．
斉藤茂太：いばりんぼうの研究と対策．WAVE 出版，東京，2003．

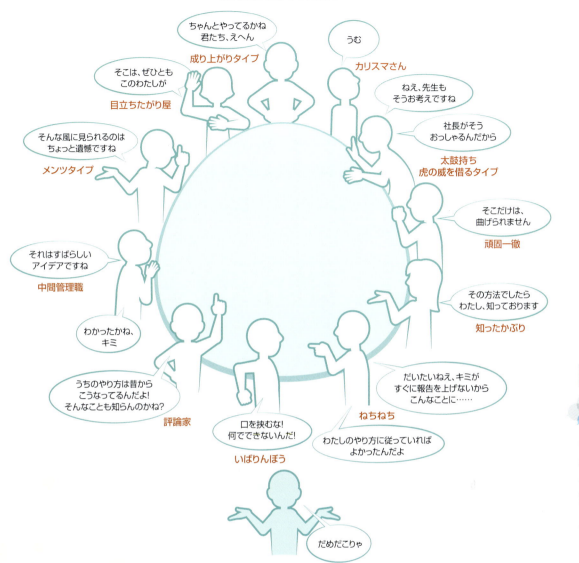

〈あなたのまわりの問題児〉

　問題児の一つは、自己主張の激しいアグレッシブなタイプです。
　子どものときに、ぬいぐるみを奪い取ったり、見せびらかしたりして、パワーゲームを学んでしまったかわいそうな人たちです。親もそれを容認して、甘やかしてしまいましたから、きちんとした躾を受けられませんでした。
　自らが受容や共感するなどという概念は持ち合わせていませんし、そもそも、受容や共感は相手がするものだと思っています。
　饒舌で、一見、良い人に見えますが、その奥には人を操って思い通りにしたいという熱烈な願望があり、良心など見たことも聞いたこともありません。
　トラブルに陥ると、自分を抑制できませんから感情的に声を荒げたり、自分の行動には責任を持ちませんので、過ちは絶対に認めず、自己弁護だけは無駄に必死になります。
　これでは、良好な人間関係が進んでいきません。

2　環境が人を変えるのか？

1）人は変わる？

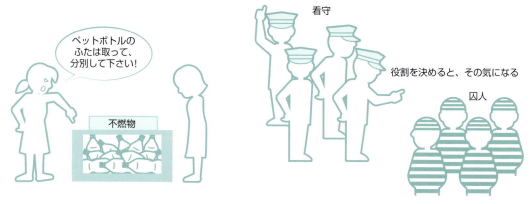

よく、こんな場面に出くわしませんか？
ごく普通の人なのですが、ある日、町内会でゴミの係に任命されました。
なんだか、偉くなったような気がしますから、がんばります。
与えられた仕事を全うしようとして、急に張り切ります。
と、ゴミを捨てに来た人が、「ペットボトルのふたは、こっち！」と、声を荒げました。
権力とは何であり、なぜ、そのようなことが起こってしまったのでしょうか？
有名な、スタンフォード監獄実験[154]（1971年）という心理学の実験があります。
21人の普通の人を集め、半分を看守に、半分を囚人という設定で、模型の刑務所の中でそれぞれの役割を演じるように伝えただけなのですが、やがて、いつの間にか、看守は看守らしく、囚人は囚人らしい行動を取るようになっていきました。
しかし、あまりに危険性が増したために、実験は中断されました。
この実験のように環境が人を作るのでしょうか？
でも、演劇でいくら俳優が演じても、そうはなりません。
何かの因子が働いたのでしょうか？
普通の環境でも、同じようなことが起こっています。
能力がないのに、ある地位に就いて部下ができたり、「先生」と呼ばれたりすると、なんだか、自分が偉くなってしまったような錯覚をして、心理的なトラップに陥ってしまいます。
いじめも、過剰な自己肯定感[155]に起因します。
「わたしは大丈夫」という感覚を維持するためには、誰でもよいから、自分よりも弱い誰かをスケープゴート[156]にする必要があるのです。
その中でしか、自分自身の優越感が存在しません。
自分の自信（本当は自信ではありませんが）は、弱い他者の上に成り立ちます。
だから、自分よりも下のものがいることを確認してはじめて安心できるのですね。

---

[154] http://www.prisonexp.org
[155] 文部科学省、子どもの徳育に関する懇談会。十分な自己の発揮と他者の受容による自己肯定感の獲得とある。http://www.mext.go.jp/b_menu/shingi/chousa/shotou/053/index.htm
[156] scapegoat は、身代わり・生贄などの意味。聖書由来の用語。

2）他の人を理解できるか？

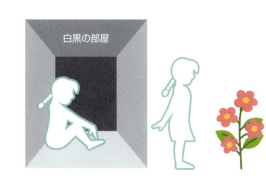
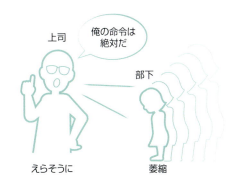

　認識を理解するための、マリーの部屋[157]という思考実験があります。
　もし、生まれてからずーっと白黒の色のない部屋に住んでいたとします。
　その人が、はじめて色を目にしたときに、それを認識できるのかという命題です。
　二つの考え方があります。
　一つは、色を見たことがないから、それを認識できない。
　もう一つは、たとえ、見たことがなくても、認識できる。
　では、これが、感情というものだったらどうでしょうか？
　発達課題で、集めなくてはならないアイテムだったとしたらどうなるでしょうか？
　感情を抑圧したり、排除したりする生き方をしてきました。
　もし、大人になって、そのような場面に遭遇したときに、自分や他の人の感情を理解（共感）できるのか、という命題です。
　時代はめぐり、さあ、あなたがトップです。
　気がつくと、あなたは、あなたが嫌っていた上司と同じことをしています。
　部下を、あなたの手足のように思います。
　感情的にぶち切れるのも、威圧するのも、残業させるのも、あなたの思いのままです。
　部下のびくびくしている姿を見ると、うれしくなります。
　しっぽを振ってくる部下はかわいいですね。
　あれ、気がつくと、あなたが嫌っていた上司と、同じような口調で話しています。
　そうやって、なんだか不思議な関係が、綿々と受け継がれていきます。
　あなたは、あなたの嫌いな上司や先輩や先生たちを見て育ってきました。
　だから、そんな人間にしかなりません。
　だから、それを、そのまま、次の世代に伝えます。
　だから、あなたが感じてきた嫌な気持ちを、そのまま、次の世代に味わわせています。
　そうやって、アイデンティティ・クライシスは受け継がれていきます。
　みんな、何かの歯車ですから、先輩の回転が、あなたに伝わり、あなたの回転が、次の世代に……。
　このネガティヴな連鎖は、どこかで断ち切らなくてはなりません。

---

[157] フランク・ジャクソンが「随伴現象的クオリア」「マリーが知らなかったこと」という論文の中で提示した、哲学的思考実験。クオリア（感覚質：qualia）は、自分自身の心の中を分析して感じるさまざまな感覚。

3 コミュニケーションのディスオーダーを分析する

1）威厳の中身

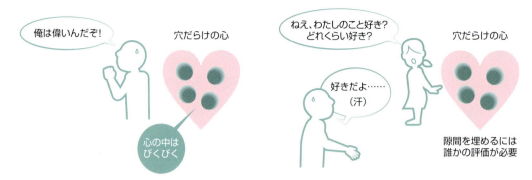

なぜ、「威厳が大事だ」などと威圧するタイプの人ができ上がるのでしょうか？
見た目は、自己中で、あなたのエネルギーを奪い取り、いつも、ぴりぴりしています。
いつも怒りに満ちていて、さわると、怪我をしてしまいそうです。
できれば、そばにも寄りたくないような人がいます。
よく観察すると、その人は、足りないアイテムの部分が、穴ぼこだらけの人生です。
ここには、満足させることのできなかった、さまざまな欲求が入るはずでした。
無条件の愛、さまざまな感情。

でも、自分の言葉で自分を表現できませんので、他人の評価がないと自分自身が維持できません。
とくに、愛。
愛されたいという欲求は、裏目に出ます。
「俺の言うことを聞け！」「どうして、俺を愛せないんだ！」
だから、もしかして、あなたは恋人にこんな質問をしていないでしょうね？
「ねえ、わたしのこと、好き？」「どれくらい好き？」
はじめの一回目くらいは、効果てきめんです。
「大好きだよ！」「海よりも深く、山よりも高く！」
なんて、ハートの目をして、ラブラブで答えてくれます。
でも、毎度毎度、同じ質問をされたどうでしょうか？
聞かれたほうは、だんだんと辟易してきます。
やがて、考え始めます。
「こいつ、俺のこと、疑ってるんじゃないか？」
「それとも、浮気して、どんな男にも、同じこと言ってんじゃねえ？」
つまり、相手の「愛しているよ」という言葉がなければ、自分自身の心の空虚を埋めることができないのですね。
不安なんです。
だから、そうすることでしか、相手の愛を確認できません。
ちょっと、寂しくありませんか？

2）威厳のエネルギー源

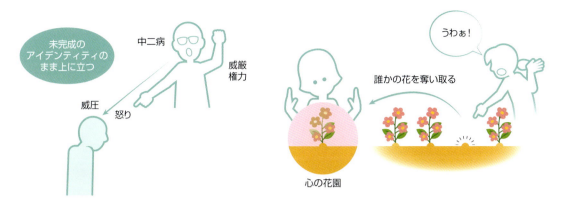

　さあ、そんな人が、自分自身を維持するのにはどうしたらよいのでしょうか？
　その人に大事なのは、他人の視線ですから、突っ張ります。
　「ぼくは、偉いんだよ！」と、オーラをまき散らします。
　「社長」「先生」だとか呼ばれると、うきうきして、自尊心がくすぐられます。
　でも、中身はありませんから、それを、悟られないようにしなければなりません。
　そのために、威張り散らして、部下や目下のものに対して、威圧的になります。
　見栄を張って、宝石やブランド品、高い車などをこれ見よがしに見せびらかします。
　しかし、それを維持して生きて行くには、エネルギーが必要です。
　そのエネルギーは自分で生み出したものではありませんから、自分の発達課題の空欄を、他人から奪い取ったエネルギーで埋めようとします。
　ですから、一緒にいると、妙に疲れる人ができ上がります。

　秘密の花園[158]という有名なお話があります。
　自分の心の花園の花は、自分で土を耕し種から育てなければならないのですね。
　あなたの心の花園を、お花で満たすためには、あなた自身が、土地を耕し、種を蒔いて、手入れをして、水をやり、芽を吹き、つぼみを付け、花を咲かせるまで、ちゃんと育てなければなりません。
　もし、誰かから花を奪い取って、自分の心の花園に植えたとします。
　でも、すぐに枯れてしまいます。
　すると、ますます餓えを感じます。
　他人から奪い取ったエネルギーは、決してあなたのものにはなりません。
　すぐに、消え去ってしまいますから、もっと、奪います。
　でも、なくなってしまいますから、もっと、もっと、奪い取ります……。
　際限はありませんが、それでも、いつまで経っても心が満たされることはないのです。
　心には、もっと大きな空虚ができるだけです。

---

[158] フランシス・ホジソン・バーネットの代表作。両親を事故でなくした主人公のメアリーは、伯父・クレーブンに引き取られ、病気のコリンに出逢う。クレーブンもコリンも、亡くなった妻（母）のトラウマで、妻の愛した花園を閉ざしている。花園を見つけたメアリーは、それを再生することで二人の閉ざされた心を開いくという物語。

3）はだかの王様

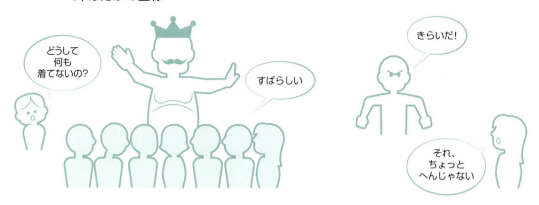

そんなときに、物事をはっきり言う人が目の前に現れました。
アイデンティティが確立した人から見ると、そんな人は、はだかの王様です。
つい、本当のことを言ってしまいました。
「それ、間違っていると思いませんか？」
はだかの王様[159]はこう思います。
「こんな、完璧なぼくを、どうして、批判するんだ！」「おまえなんか、きらいだ！」
まるで、幼稚園のだだっ子のようですが、笑い話ではありませんね。
さあ、そんな人でも、自分の心の隙間には、ちゃんと気がついています。
でも、それを、どうやって満たしたらいいのか、知りません。
だから、お世辞や賛辞が、重要な肥料です。
自己肯定感という概念がありますが、もし、正しいことをしても、間違ったことをしても、「おまえはいい子だ」とほめ続けられて育ってきたらどうなるでしょうか？
常識的に客観的な判断ができなくなってしまった人、それが、はだかの王様です。
「沐猴にして冠す」です[160]。
それでは、どのような人が有能なリーダーシップを取れるのでしょうか？
こんな一つの例があります。

	「ゼークトの組織論」[161]	
「有能な怠け者」	有能で物事を決定できるが、怠け者。 怠けるために、他人に仕事をやらせる。	リーダータイプ
「有能な働き者」	物事を判断することはできる。 働き者であるがゆえに、他人を信頼して任せられない。	参謀タイプ
「無能な怠け者」	自分で判断できないし、自ら動こうともしない。 でも、言われればできる。	部下タイプ
「無能な働き者」	自分で適切な判断もできないのに、勝手に動く。 間違ったまま、ただ、同じことを繰り返してしまう可能性もある。	使い道なし

●······················

[159] デンマークの童話作家ハンス・クリスチャン・アンデルセンの童話。
[160] 猿が冠をかぶっても王になれないように、見た目は立派だけれども、中身は愚かな者をあざけって言う。地位にふさわしくない小人物をたとえて使う。史記。
[161] ヨハネス・フリードリヒ・レオポルト・フォン・ゼークト（Johannes Friedrich ドイツの上級大将。座右の銘データベース　http://www.kokin.rr-livelife.net

4　選択権を譲り渡す危険性

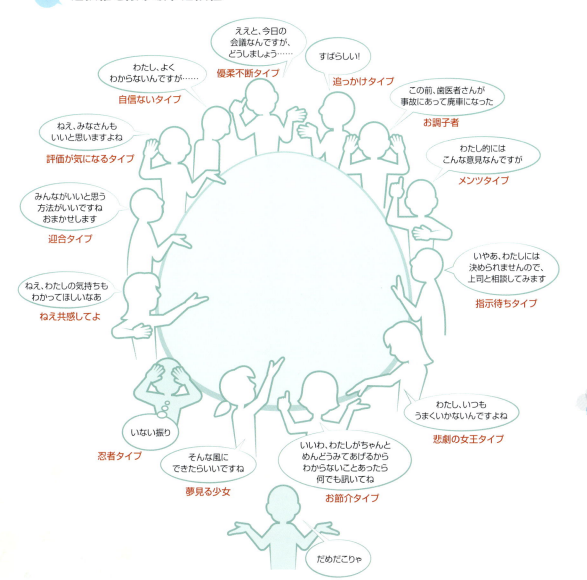

　問題児のもう一つは、自己抑制の強すぎる消極的なタイプです。

　子どものときに、泣いて逃げ出したり、ぬいぐるみを誰かに取ってもらうほうでした。

　臆病で自信がありませんので、自分からは積極的にはなかなか動けません。ついつい、アグレッシブな人に迎合したり、引きずられたり、指示を待っているだけです。

　ですから、重要な場面で、自分で何かを決断することを、極力避けようとします。誰かが決めてくれればどんなにか楽なんです。

　一応、自分でも悲劇の女王様であることはわかっていますが、なかなかそこから抜け出せません。How To 本を読んでみたり、セミナー巡りをして、カリスマさんに「すごい」なんて思いますが、行動は伴いませんので、なかなか身につきません。

　しかし、選択権を誰かに譲り渡すことは非常に危険です。もしかすると、占い師や啓発本などにはまってしまったり、悪意のある誰かに操られてしまうかもしれません。

5　防御と抵抗

1）壁を作る

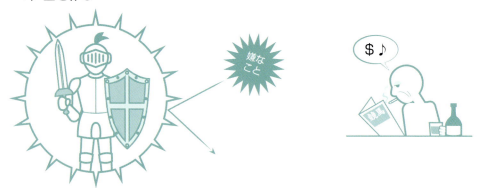

攻撃を受けるこちら側にも、心の隙間があることに、もうお気づきですね。
どうにかして、心の隙間は埋めなくてはなりません。
一つには、自分よりも、不幸で悲しい人を見ると安心します。
だから、なぐさめてあげようとか、世話を焼いてあげたりしてしまうのは、その満足感で、自分の心の隙間を埋めているのにすぎないのかもしれません。

さらに、まずいところは、他人に見られたくありません。
ですから、あなたも、自分のエネルギーを奪われまいと、抵抗します。
ひとつの方法は、あなたのまわりに壁を作り出します。
防御もしなくてはなりませんので、とげとげになり、鎧を着込み、ときには相手に爪を立てることもあります。
他の人のアドバイスには、逆切れすることもあります。

しかし、抵抗はいつまでできるでしょうか？
抵抗すればするほど、エネルギーが枯渇してきます。
もうだめです、なんにもやる気が起きません。
力も出ませんし、気力もありません。
出るのは、「はあ〜っ」というため息ばかりです。

自分以外の、別の何かに頼ろうとしてしまうこともあります。
お酒もあります。
ドラッグもあります。
ギャンブルかもしれません。
でも、心を覆い隠しているだけで、なんの解決にも導いていません。
たとえば、笑顔で、タバコを吸っている人も見たことがありますか？
占いに一喜一憂します。
誰かに、依存しようとします。
自分の心を代弁してくれる誰かは、非常に心が安まります。
でも、それは、自分の選択権を譲り渡してしまうという、非常に危険な行為です。

2）自分自身への制限

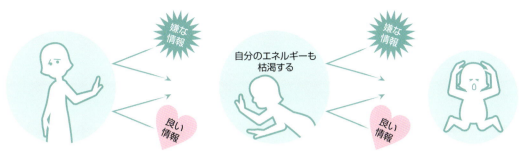

　コミュニケーションを妨げる因子である、ブロッキングの話に戻ります。
　その中で、もっとも大きな問題は、間違った不都合なプログラミングです。
　人は、自分の弱い部分を防御したり、その欠点を覆い隠そうとするのは自然な行動です。
　このバリアには、もう一つ問題点があります。
　このバリアは、あなたにとって有害な外からの攻撃を防ぐだけでなく、あなたに必要である有益な情報も防いでしまっているのです。
　籠城のように、やがて、エネルギーは枯渇して、あなたは疲れ切ってしまいます。

　やがていつしか、あなたは、自分で壁を作ったことさえ忘れてしまいました。
　その壁には、このような文言が刻まれています。
　「……はこうあるべきだ」「……しなくてはならない」「……はしてはいけない」[162]
　もちろん、自分の言葉でないことはすでにお気づきだと思います。
　代々受け継がれてきてしまいましたが、今のあなた自身にぴったりとくる言葉でしょうか？
　あなたのまわりにコミュニケーションを妨げる壁（ブロッキング）を作りました。
　あなたは、自分で、成長することを拒みました。
　壁がありますので、それ以上大きくなることができません。
　あなたは、自分を弁護して、防御します。
　「だって、誰かがわたしのことをいじめるんだもん！」
　だから、成長できないと思っています。
　不幸な自分、悲劇の女王でいる自分自身に安住して、逃げ道にしていることもあります。
　しかし、あなたの作り出した壁は、あなたにとって嫌なものだけではなくて、良いことからも閉ざしてしまいます。
　他人のせいなんでしょうか？
　気がつけば、「わたしだめなんです」「時間がなくて」「やろうと思ったんですけど」などと、自分を制限して、はじめからチャレンジすることをあきらめているあながたいます。
　あなたは、知らず知らずのうちに、自分自身の限界を作り出してしまったのです。
　プログラミングとともに、そのバリアに気がついて、取り除いていきましょう。

---

[162] 「モナリザ・スマイル」という映画がある。リベラル志向の美術教師キャサリン・ワトソン（ジュリア・ロバーツ）が主人公。彼女は、長年の夢であった名門ウェルズリー大学へ新任するが、そこは米国一保守的といわれる大学。そこで学ぶ学生たちは自由からほど遠く、やがて彼女の戦いが始まる。ヒラリー・クリントンの自伝から着想されたともいわれている作品で、彼女の蒔いた種は、徐々に芽を吹いていく。

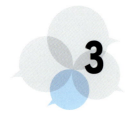

3 人生ゲームのアイテム

1 あなたの本当の欲求

1）マズローの欲求

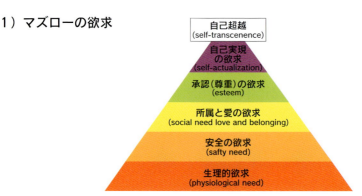

アブラハム・マズロー[163]は、こんな見方をしました。
マズローの欲求ピラミッドと呼ばれています。
人は、発達過程の階段を登りながら、さまざまな欲求を感じていきます。
この世におぎゃあと生まれたわたしたちは、まずは、生きることが大事です。
はじめに感じるのは、＜生理的欲求＞。
ご飯を食べて、うんちとおしっこをして、寝ることですね。
あなたは、まだ、両親の保護がなければ、生きていきません。
あなたは、両親の＜無条件の愛＞を感じ、＜安全の欲求＞を満たしていきます。
あなたは、保育園・幼稚園・小学校と進学していきます。
さまざまな人と付き合わなくてはなりません。
いろいろなグループがあって、そのコミュニティとさまざまな人間関係を構築します。
＜所属と愛の欲求＞ですね。
もちろん、中には、気の合う仲間もいれば、気の合わない相手もいます。でも、あなたと異なる意見の人も、敵対しないで、どのように付き合っていくべきかを学ばなくてはなりません。
あなたは、他の人を＜承認（尊重）の欲求＞を学んでいきます。
あなたは、いろいろなことを学びました。
今度は、それを、後輩に伝えていくときです。
あなたは、子どもたちに＜無条件の愛＞を与えます。
やがて、あなたの夢を達成します。
＜自己実現の欲求＞が満足しました。
地球小学校の卒業です！

●⋯⋯⋯⋯⋯⋯⋯⋯⋯⋯
[163] アブラハム .H. マズロー：創造的人間．誠信書房，東京，1981．
アブラハム・H. マズロー：完全なる人間―魂のめざすもの．誠信書房，東京，1998．

2）ちょっと難しい欲求

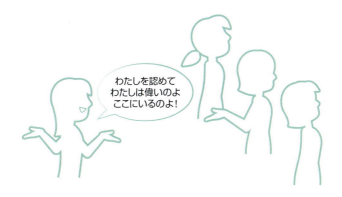

　しかし、マズローの欲求には最後に大きなハードルがあります。
　＜承認（尊重）の欲求＞です。
　さあ、あなたを虐める人がいます、あなたの嫌いなタイプの人がいます。
　嫌いだからといって喧嘩をしてもいいのでしょうか？
　自分とは、違った価値観の人がいる。
　精神的な意味での上級生も下級生も混在しているこの世界の中で、あなたは、自分のアイデンティティを創造しなくてはなりません。
　その中で、自分のちょうど良い立ち位置を見つけなくてはなりません。
　トラブルが起きるたびに、あなたは、気づかされます。
　どのように、感情のエネルギーのやりとりをやったらいいのかと。
　あるときは、やりすぎました。
　あるときは、相手のネガティヴなエネルギーでまともに攻撃されてしまいました。
　逆に、あなたが出したエネルギーによって、他人を傷つけてしまったこともあります。
　でも、あなたは、気がつきます。
　感情のエネルギーには、正しい使い方があるのだと。
　良いことも、悪いこともあるけれど、そのすべてを経験し、理解すること。
　相手の気持ちになって、共感し、考えてみること。
　あなたは、すべての立場になって経験を積んでいきます。
　そして、物理的にも、心理的にも、暴力的な方法を使わなくても、慈愛という方法で、良好な人間関係を築けることを学びます。
　これが、すべての人を、正しく＜承認（尊重）＞するための教科書です。
　それができたとき……。
　あなたは無敵です。
　誰も、あなたを傷つけることはできません。
　気がつくと、あなたのまわりには、人が集まってきます。
　もちろん、利害関係には関係のない、win－win[164]の関係を築けるチームです。

---

[164] 自分も相手も双方にとって win（勝利・利益になる・うまくいく）こと。経済・経営分野から始まり、現在ではさまざまな分野に応用されてきている。
スティーブン・R. コヴィー：7つの習慣 - 成功には原則があった！. キングベアー出版，東京，1996.

2 あなたを動かす原動力

1）感情を知る

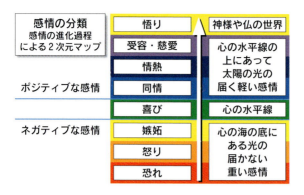
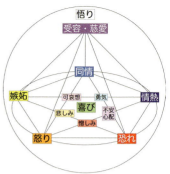

わたしたちの言動を無意識に動かしている何かがあります。

この本では、プログラミングと表現しましたが、ヒューリスティクス[165]と表現されることもあります。わたしたちが、生まれてから現在までに身につけてしまったものですが、ときには、選択を狭めてしまうことになります。逆に、これを意図的に利用したものがCMなどです。

一方で、感情[166]も、わたしたちの行動を決定している大きな因子です。

とくに、＜喜び＞ではなくて、＜恐れ＞＜怒り＞＜嫉妬＞といったネガティヴな感情に突き動かされてしまうことが多いです。

でも、発達段階の中で、感情は重要なアイテムでした。こういった感情は、決して不必要なものではありません。意味があるから、学んでいます。＜感情＞は変化します[167]。

過去の物事を見直す＝リイマジニングは、まさに、感情の明確化のプロセスをごく表面的にしただけです。過去の嫌な問題点も、時間が経過し、心と体の成長と豊富な経験から、新しい客観的な見方ができるようになります。実は、一見、ネガティヴと思っていた嫌な思い出が、実は、貴重な、新しい気づきと学びと発見のチャンスであるかもしれません。

---

[165] heuristic。私たちの行動を直感的に決めている何か。行動を突き動かしているさまざまな因子がある。
マッテオ・モッテルリーニ：世界は感情で動く―行動経済学からみる脳のトラップ―．紀伊國屋書店，東京，2009．
マッテオ モッテルリーニ：経済は感情で動く―はじめての行動経済学．紀伊國屋書店，東京，2008．

[166] フランソワ ルロール，クリストフ アンドレ：感情力―自分をコントロールできる人できない人．紀伊國屋書店，東京，2005．
キャロル ライトバーガー：感情地図―心と身体を元気にする最高の方法．ビジネス社，東京，2008．
キャロル・E．イザード：感情心理学（比較発達研究シリーズ）．ナカニシヤ出版，京都，1996．
鈴木直人：感情心理学（朝倉心理学講座）．朝倉書店，東京，2007．
大平英樹：感情心理学・入門．有斐閣，東京，2010．
ビクター・S．ジョンストン：人はなぜ感じるのか？．日経BP社，東京，2001．
浜　治世，浜　保久，鈴木直人：感情心理学への招待―感情・情緒へのアプローチ（新心理学ライブラリ）．サイエンス社，東京，2002．

[167] 図は以下を改変。
山田隆文：でんたるこみゅにけーしょん―歯科医療面接総論―．学建書院，東京，2011．
山田隆文：患者さんの心をつかむ10の方法．砂書房，東京，2002．

2）＜恐れ＞からの脱却

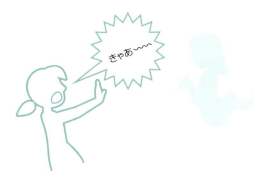

北アルプス北穂高岳直下の重太郎新道

＜恐れ(fear)＞とは何でしょうか？

誰でも、怖いものは嫌ですね。

では、わたしたちが怖いものは何でしょうか？

死？病気？そこまで行かなくても、誰かに怒られるとか、ジェットコースター？

一見、ネガティヴに感じられますが、＜恐れ＞は危険を知らせてくれるセンサーです。

ですから、わたしたちは、問題が起こらないように、対処すればいいのです。

恐れに振り回される必要はありません。

さあ、この恐怖、いつ感じたのでしょうか？

まだ、赤ちゃんだった頃、お母さんがいない。

これは、まさに、恐怖ですね。

赤ちゃんは、お母さんを探して泣きます。

物心つきました。

犬に吠えられた、お父さんとお母さんが喧嘩をしている。

「なんで、そんなことができないの？」と、お母さんの怒った顔を見るのは嫌です。

あなたは、怖い感情を感じないために、何かをせざるを得ませんでした。

お母さんに怒られないように、言いつけを守ろう。

いつの間にか、おかしな処世術を身につけてしまいました。

お母さんの前では、いい子でいればいいんだ。

それって、本当でしょうか？

学校へ行くと、やっぱり、怒った先生は怖いです。

だから、先生の前ではいい子でいよう。

実は、「威厳が必要だ」などと威張っている大人の原動力は、「他人から軽く見られたくない」という恐怖心だったりします。

そのまま大人になりました。

協調性の練習で、誰かが「お腹すいたね、ラーメン食べよ！」と、提案しました。

あなたは、何と答えましたか？

まさに、人生のもっとも大きな目的が、＜恐れ＞からの脱却[168]なのです。

---

[168] 「あなたの死後にご用心」(defending your life)。1991年、アルバート・ブルックス監督。メリル・ストリープも出演。死後の世界で、生きていたときの恐怖の瞬間を裁判官にジャッジされて、＜恐れ＞をクリアしたら地球は卒業だが、落第の場合には、また、地上に戻されるというコメディ映画。

3）あなたは、何に＜怒って＞いますか？

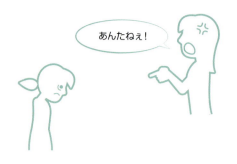
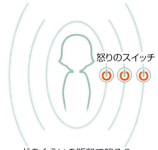

　＜怒り（anger）＞という感情は、ものごとが思い通りにならないときに起こります。
　何かをしようと思ったのに、何かに妨げられた。
　同時に、怒りは、うまくいかない自分自身に向けられることもあります。
　あるいは、あなたを邪魔した物や人に向けられるかもしれません。
　自分のやましい部分を指摘されないように、怒りのオブラートで包みます。
　これもまた、恐れと同じように、あなたに危険を知らせてくれるセンサーなのです。
　センサーは「何か、うまくいっていないよ」と、言っています。
　さあ、怒っている人に出会ったら、簡単なテクニックがあります。
　相手のネガティヴな感情に翻弄されないように、こう分析してください。
　「この人は、何に怒っているのだろうか？」
　タンスの角に足の小指をぶつけた、何か思い通りにならない、それとも、誰か大事な人のため、もっと大きな何か？
　さあ、怒っている人の怒りの距離感を測ってみて下さい。
　多くの人は、ひとりよがりで、手の届く、半径50センチくらいで怒っています。
　怒りのスイッチはどのあたりでしょうか？
　先日、スーパーの出口でレジ袋が触れただけで、「ぶつかった」と騒ぐおじさんがいました。
　分析したあなたは、「そこ？ちっちゃ！」と笑えます。
　笑ってしまえば、もう、あなたの勝ちです。
　もし、自分がなければ、異文化や違う意見を受け入れることができません。
　ときに、相手を卑下する怒り方をしてしまうこともあります。
　もし、怒りを感じたらちょっと深呼吸をして、何に対して怒っているのかを考えてみて下さい。
　なぜ、怒っているのかを考えてみて下さい。
　怒る[169]は自分自身が切れています。
　自分の思い通りにならないから、あなたの気持ちや行動を妨げた物や人に、当たり散らしているのです。ですから、当然、あなたの思考はクリアではありません。
　相手のことは考えていません。怒りの問題点は、そのままではすまないことです。
　発せられた怒りは、発した人をすっきりさせても、別の怒りを呼びます。
　誰かが止めなくては、それは核分裂のように連鎖して大きくなっていってしまうのです。

---

[169] 森田汐生：「怒り」の上手な伝え方．すばる舎，東京，2013．

4）＜嫉妬＞

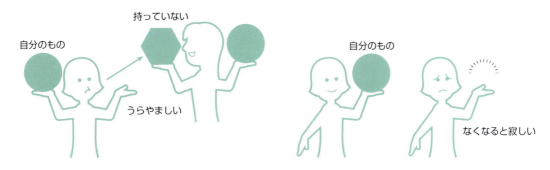

　＜嫉妬（jealousy）＞とは、自分が何を所有しているかを知るための感情です。
　嫉妬は二つの感情からなります。
　誰かが、あなたの持っていないものを持っている。
　羨ましいです。
　あなたが持っていたものを、失ってしまった。
　寂しいとか悲しいです。
　これも、恐れや怒りと同じようにネガティヴな感情のように感じられます。
　でも、嫉妬も、あなたの所有物（テリトリー）を教えてくれる大事なセンサーですから、上手に使えば、非常に有効な感情です。

　アイデンティティはジクソーパズルのピースを埋めるような作業です。
　嫉妬はまだ、どの発達課題のアイテムのピースが足りないのかを教えてくれます。
　他の人の成長具合を見比べて、あなたの心の発達具合を教えてくれます。
　あなたは、冷静に、何を学べばいいのかを探すことができます。
　あなたの夢のゴールに達するまでの、ステップを教えてくれます。
　人生のポートフォリオ[170]です。
　大事なことは、この三つの感情が、ネガティヴな感情が嫌だと思わないことです。
　ネガティヴな感情を感じている自分を否定しないこと。
　そして、ネガティヴな感情を押し殺さないこと。
　感情は、素直に感じてください。
　握りしめているものを手放さなくてはなりません。

　子どもを食べてしまう鬼子母神の有名な逸話があります。
　ある日、お釈迦様が鬼子母神の子どもを一人隠してしまいます。
　と、鬼子母神は半狂乱になります。
　お釈迦様は、「500人の子どもの一人でもそうなのだから、あなたのしたことは？」という一言で嫉妬はポジティヴに変化し、鬼子母神は悟りを開きました。

---

[170]　ポートフォリオ（portfolio）は書類を運ぶ平らなケースで、ビジネスでは、プロダクト・ポートフォリオ・マネジメントとして知られる。教育では、単なる成績などの記録ではなく、学生自身が、到達度や評価を理解し、達成感とともに、何が課題であるかを知ることで、学習効果を上げていく方法。

5）あふれ出る感情

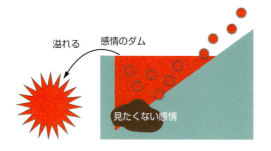
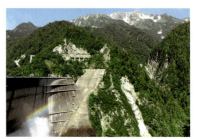

黒部ダム

　もし、コミュニケーションに感情が伴わなかったらどうなるのでしょうか？
　パソコンのしゃべる抑揚のない言葉でしょうか？
　SNSの世界です。
　文字そのものが、良いことも、悪いことも、素直に意味を伝えます。
　一方で、わたしたちは、文学作品の中の言葉にも、感情を感じます。
　メールや、チャットの中にも感情を感じます。
　もちろん、それは、記憶の中の似たようなシチュエーションで発せられた言葉から連想された、深読みをしすぎた妄想であることもあります。

　自分の感情とうまく付き合う方法は、共感であり、感情移入です。
　単に、感情に流されるのではありません。
　感情に逆らうのでもありません。
　感情を排除するのでもありません。
　他人に嫌な感情をぶつけられたときに、過剰反応することでもありません。
　ときには、翻弄されてしまうこともあるかもしれません。
　それでも、感情は、排除するものでも、コントロールしようと努力するものでもありません。
　ロボットではありませんので、感じないという選択はできません。
　ただ、流せばいいのです。

　よく、事件があると近所の人がインタビューを受けています。
　「あんないい人だったのにねえ」と言うこともあります。
　いい子を演じるには、まわりの目を気にしますから、自分の感情を抑制し、そのためにストレスが溜まるのです。
　感情を素直に感じることなく、発散せずに、溜め込めば溜め込むほど、どんどん膨れ上がってきます。
　ネガティヴな感情ほど、その傾向が強いようです。
　しかし、感じることを拒みつづけている限り、その感情はなくなりません。
　いつまでも、あなたの心に引っかかっています。
　感情は、発散しない限り、どんどん溜まっていきます。
　ある日、ダムのように、張り詰めた糸のように、膨らみすぎた風船のようにはじけます。
　その激流に流されたら大変ですね。

3 感情の扱い方

1）一個のケーキの物語

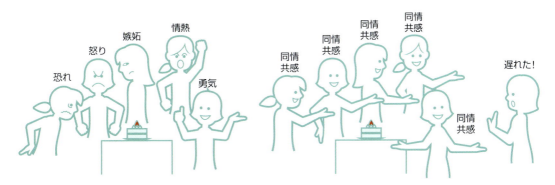

それでは、感情は、どのように感じればいいのでしょうか？
一つの例です。
みんなで、楽しくパーティーをやっています。
と、デザートのケーキが一つ残りました。
みんな食べたいのですが、誰も手を出しません。
「いやしいと思われるのは嫌だな」と＜恐れ＞を感じます。
「でも、誰かに食べられるのもしゃくだな」と＜怒り＞を感じます。
誰かが手を伸ばそうとします。
と、「取られるとくやしいな」と、＜嫉妬心＞を感じます。
「じゃんけんだ」と誰かが＜勇気＞を出して提案し、みな、ほっとします。
何度かあいこが続くと、みな、自分が勝ちたいと＜情熱＞を感じました。
勝ちました。
「やった」と＜喜び＞を感じました。
と、食べようとしたときに、遅れてきたお友達がやって来ました。
「あ、お料理食べてないよね。食べなよ」と、＜同情＞心が生まれます。
「ありがと」と、遅れてきたお友達がお礼を言います。
なんだか、みんなほっとして、いい気分になって、＜慈愛＞と＜共感＞を感じました。

いかがでしょう。
たかが、幼稚園のぬいぐるみです。
たかが、一個のケーキです。
素直に感情を感じると、物事は素直にはこびます。
感情は、一瞬、一瞬で変化をします。
それを、無理に感じまいとしても、できません。
もし、このとき、誰かが、自分の意見や感情に固執してしまったら、円満解決はあったでしょうか？
感情も、握りしめないで、ただありのままに受け入れればいいのですね。

応用編

人生ゲームのアイテム

2）ネガティヴな感情のほんとうの意味

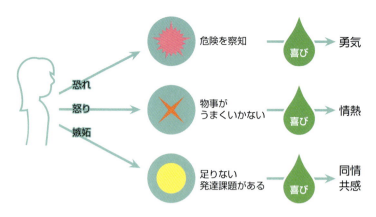

　ネガティヴな感情と書きましたが、実は、感情には、良い感情や悪い感情という区別はありません。
　すべての感情が包括されています。
　そして、ケーキの例で見たように、感情はその瞬間瞬間で変化をします。
　溜め込むからおかしくなります。

　＜恐れ＞は、危険があることを知らせてくれます。
　ですから、あらかじめそれに対処すればいいのです。
　＜怒り＞は、物事がうまくいっていないことを教えてくれます。
　ですから、立ち止まって、なぜうまくいかないのか解決法を考えればいいのです。
　＜嫉妬＞は、自分に何ができて、何ができないのかを教えてくれます。
　ですから、足りないアイテムをどう取ってくればいいのかを考えるのです。

　＜恐れ＞に一滴の＜喜び＞を入れると、それは＜勇気＞になります。
　怖いけど、ジェットコースターに乗りますね。
　スキーでちょっと滑れるようになれば、もっと急斜面にチャレンジしたくなります。
　＜怒り＞に一滴の＜喜び＞を入れると、それは＜情熱＞になります。
　なぜなら、試合に負けて怒りを感じ、悔しくても、次に勝つぞという気持ちで、一所懸命トレーニングすることは、ポジティヴです。
　＜嫉妬＞に、一滴の＜喜び＞を入れると、それは＜同情＞心になり、やがては＜共感＞に繋がります。
　同情で感じるのは嫌な感情だけですが、共感には＜喜び＞も含まれています。
　他の人の笑顔を見るのは何よりです。
　やがて、それは、子どものときに感じた＜無条件の愛＞につながります。
　＜慈愛＞は、見返りを求めない愛です。

　そうやって、さまざまな感情を感じながら、わたしたちの意識は拡大し、そして、発達課題のすべてのアイテムをコンプリートしていくのです。

3）ハート

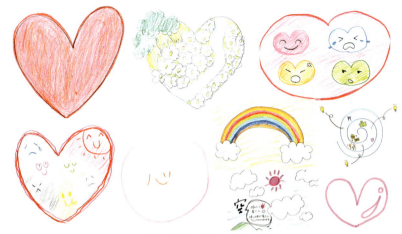

学生が描いた心のイメージ

　心も同じです。
　どこかの感情が突出していれば、まん丸[171]になれません。
　ときには、ハート型になります。
　どこかが飛び出て、どこかが凹みます。
　ときには、トゲが生え、ときには、ぽっかり穴が空きます。
　そして、光の当たらない部分があるかもしれません。
　最後に、人生の学校の段階を整理しておきましょう。
　物理的な時間の中では、社会人の多くの中には、心のレベルでは、まだまだ、保育園の人も、幼稚園の人も、小学校レベルの人もいます。
　そんな人に限って、なぜか、適当な地位に就きます。
　お山の大将を演じてみる理由は、もちろん、リーダーシップの勉強のためです。
　小さいときに経験しなかった、解決していない、おもちゃの扱い方を勉強するためです。
　まだ、相手のエネルギーを奪うだけでは、解決できないことを学んでいません。
　何かに執着しています。
　それを、誰かのエネルギーで埋めても埋めても、焦燥感を感じるだけです。
　もちろん、そこで働いて、エネルギーを奪われている、あなた！
　あなたも、同じレベルです。
　エネルギーを奪われまいと抵抗しますが、必ずしもうまくいくとは限りません。
　それは決して、あなたの望んだ現実ではありません。
　どちらも、正しいエネルギーの使い方ではありませんね。
　では、どうすればいいの？
　簡単ですね。
　突っ張る必要はありません。
　「わたしは、こんな人です」胸を張って、言ってください。

---

[171] 個人的には、心はハート型ではなくて、まん丸であると思っている。ハートの飛び出した部分は、誰か気になる人のほうに引っ張られている。そのために、犠牲になる部分が凹んでいるのかなと思う。

4　ありのままの自分を受け入れる

1　モチベーション

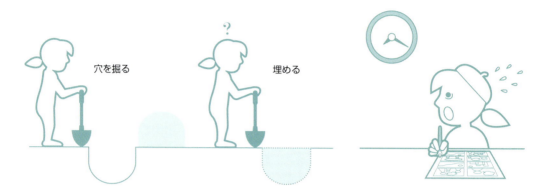

1）＜やらされる＞

ときには、自分からは、なかなか積極的には動かない指示待ち人間もいます。
あるいは、誰かに命令されて、やらざるを得ないときもありますね[172]。
わたしたちが困るのは、やりたくないことをやらされているときです。
こんな有名な囚人の例があります。
「穴を掘れ」と命令する。穴が掘れたら、今度は、「穴を埋めろ」と命令する。
それを意味もなくただ繰り返すだけです。
自分の行動に、意味や価値感が持てないことが、一番の苦痛です。

2）＜やらなくちゃ＞

少しは、仕事の意味を知っています。
ですから、やります。でも、ここには、義務感があります。
やらなくてはならないです。
たとえば、こんなときです。
「明日試験だから、勉強しなくちゃ！」
「原稿の締切が近いから、書かなくちゃ！」
「スタッフがひとり休んだから、そのぶん、がんばらなくちゃ！」
でも、義務感からのがんばりは、それほど長続きしません。
エネルギーはやがて切れて、体力的にも、精神的にも、いつか疲れてしまいます。

---

[172] ジョン スポールストラ：エスキモーに氷を売る―魅力のない商品を，いかにセールスするか．きこ書房，東京，2000．

４）＜やりたい＞

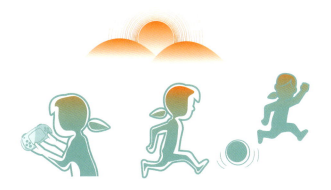

　上級の方法は、やりたいですね。
　さあ、みなさんも、ゲームやスポーツをやることがあります。
　気がつくと、時間を忘れるほどに、熱中します。
　さあ、そのときに、みなさんは疲れを感じるでしょうか？
　不思議なことに、自分から自主的にやろうと思ったことは、疲れないのですね。

５）＜わくわく＞

　さあ、最上級の方法です。
　もし、あなたが、エスキモーに「氷を売れ」と命令されたらどうしますか？
　「そんなこと、無理だ！」と答えますか？
　それとも「言われたのだから、売らなければならない」と思いますか？
　最上級の答えは「面白そうだ。売ってみようじゃないか！」です。
　「そんなこと、無理だ！」と答えた人は、何をしていいのか、呆然としているかもしれません。やがて、仕事を辞めて、転職するかもしれません。
　「言われたのだから、売らなければならない」と答えた人は、胃に穴が空いても、エスキモーの氷の家を、かじかんだ手にカタログを持って、歩き回っているでしょう。
　やがて中間管理職になり、きっと部下にも同じようなことを言っているかもしれません。
　「面白そうだ。売ってみようじゃないか！」と答えた人は、負けても、失敗しても、また何度でもチャレンジして、きっと、最後にはすばらしいアイデアにたどり着きます[173]。
　きっと、出世し、あるいは、自分で起業して、大成功をおさめるでしょう。
　人生の目の前のハードル[174]。
　無理やり、飛べるまで飛ばさせられるのか？
　飛ばなくてはならないと、屁の突っ張りでがんばるのか？
　それとも、「飛びたい！」と思うかですね。
　同じことでも、その意味はまったく違ったものになります。

---

[173] 作中では、たとえば南極の氷であるなどのプレミア感をつけて買いたくさせるとある。
[174] 大リーグで活躍しているイチロー選手は、「壁というのは、できる人にしかやってこない。超えられる可能性がある人にしかやってこない。だから、壁があるときはチャンスだと思っている」と言っている。イチローの名言・格言　http://iyashitour.com/archives/19139

6）形から入る？

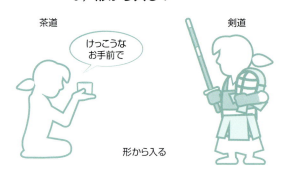

守		先生や先輩の姿や、秘伝書（マニュアル）を真似て、まずは練習してやってみるが、まだ、理解していない。
破	レベル1	実際の現場に出てみると、やってみることで、徐々に理解が進む。
	レベル2	教わったとおりにやっても、うまくいかない事例もあることに気づく。
	レベル3	創意工夫を始める。
離		創意工夫に自分なりの体系ができて、秘伝書に新たな一ページが書き加えられる（免許皆伝）。

　日本の社会では、何かを学ぶときに形式から入ることも多いです。
　茶・華道や剣道などは、まずは、形を学ぶところから入ります。
　仕事もお同じで、マニュアルから入り、やがて、その意味を知り、応用します。
　でも、嫌でも社会生活を営まなくてはならなくなると、無理やり（おかしな意味での）協調性を求められることがあります。
　自分のやっていることに、意味を見いだせないことが、モチベーションの上がらない一番の原因です。
　はたして、その意味が、わかるまでには、どれくらいの時間が必要でしょうか？
　もし、あなたが、上司に尋ねてみたとします。
　「この仕事には、どんな意味があるんですか？」
　上司はどうするでしょうか？
　こんな対応があります。

・上の方法「さあ、自分で見つけてご覧」（カウンセリング、コーチング）
・中の方法「……という意味だよ」（コンサルティング）
・下の方法「そんなもん、知らんでよろしい。言われたことだけやっていればいいんだ！」（命令、指導）

　たぶん、最後の上司は、自分でも意味を知らないで、やれと言っているのでしょう。
　もしかすると、これが一番多い対応かもしれません。
　そう、ここが、この方法の、最大の問題点です。
　＜命令＞や＜指導＞は、意味なんかわからなくてもできるんです。
　ただ、生殺与奪の権を持った人が、「やれ」と言えば、やらなくてはなりません。

　コミュニケーションも、両親を模倣し、形から入ると同時に、五感を総動員して、理解しようとします。
　そして、徐々に言葉と行動とその意味が一致をします。
　しかし、これには時間が必要ですし、何度も失敗しながら覚えていくものです。
　他のこともすべて同じはずなのですが、大人になると、いつの間にか、この時間をかけてしっかり理解するというプロセスを飛ばして、一回でうまくいかないとぎゃふんとなって、尻込みをしてしまう癖がついてしまいました。

2　ありのままの自分を受け入れる

1）win-win

	わたしはOK	わたしはOKじゃない
あなたはOK	win-winの関係	劣等感、疎外感
あなたはOKじゃない	優越感、おごり	うつ　ひきこもり

　地球小学校で学ぶ皆さんには、さまざまな学生さんたちがいます。

　しかし、普通の学校と違うところがあります。

　それは、学年が分かれていないということです。

　生まれたての乳飲み子から、もうすぐ人生を卒業の学生さんまで、全部の学年が、いっしょに勉強しているというところです。

　なかには、もちろん、優等生も落第生もいますし、いい子ちゃんも悪い子ちゃんもいますし、登校拒否もいれば、留年生も山のようにいます。

　では、どうやったら卒業なのでしょう？

　コミュニケーションとは、他の人格の多面性のある見方の学びに他なりません。

　それは、すべての人と、win-win[175]の関係を築くことです。

　それは、わたしもOK、あなたもOKであるということです（交流分析[176]の考え方）。

　自分がOKで、他の人がOKでないと考えれば、優越感やおごりを生みます。

　自分がOKでなくて、他の人はOKだと考えれば、劣等感や疎外感を感じます。

　自分も他人もOKでないと感じたら、厭世観[177]を感じて、もう、この世の中、嫌になってしまうかもしれません。当然、人生の学校の留年・休学です。

　しかし、地球小学校には、留年や落第はあっても、退学はできません。

　もし、あなたが、自分自身を成長させることが、この地球小学校の勉強であると気がつかなければ、「させられている」と感じます。

　もし、あなたが、エリクソンのステージを一つずつクリアしてアイテムを集めていけば、それは、学ぶ「楽しさ」であることに気がつきます。

　あなたは、ステージを登って行く中でさまざまな経験をして学んできました。

　そのイベントは、あなたにさまざまな＜感情＞を呼び起こします。

　このコミュニケーションのキャッチボール（ときにはなぐり合い）が成長の糧です。

　欠点は欠点として、覆い隠さずに、自分の一部であると素直に認めればいいのです。

　ちょっと勇気を使って、まずは、今の自分に抵抗しないで、ありのままを受け入れることが大切になります。

---

[175]　スティーブン・R. コヴィー：７つの習慣 - 成功には原則があった！．キングベアー出版，東京，1996．

[176]　ジョン・M. デュセイ：エゴグラム―ひと目でわかる性格の自己診断．創元社，大阪，2000．
　　杉田峰康：ゲーム分析（Transactional analysis series（4））．チーム医療，東京，1987．
　　加藤浩一：心ってなあに（心のおしゃれ―TAを楽しむ本）．沖縄教育出版，那覇，1990．

[177]　ペシミズム（pessimism）、悲観主義とも。物事をすべてネガティヴに捉えてしまう。

２）何を選んでもいいんだよ

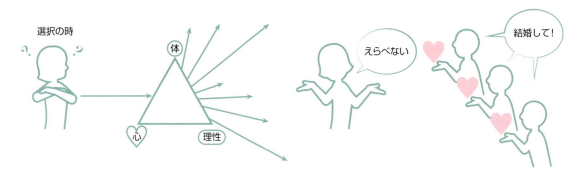

　残念ながら、人生は、選択の連続です。
　でも、前に書いたように、失敗が怖い！
　だから、選択できないということもあります。
　なぜなら、選ばせてこなかったからですね。
　お父さんやお母さんが、「これが似合うよ」「はい、これ」と、すべて選択してしまったら、当然、自分で選ぶ能力は身につきません。
　だから、いざ、「好きなの、選んでいいよ」ということになると、どうしていいのか、わからなくなってしまいます[178]。

　結婚式直前！
　「ほんとうに、この男でいいのかしら？」なんて、ブルーになります。
　「ああ、あの男、ふらなきゃよかった！」なんて、思っているかもしれません。
　ブランドバッグを買った。
　と、買った途端に、隣の売り場の別のブランドバッグが気になったりします。
　次の日に、同じバッグのバーゲンセールなんてやっていたら、もう、後悔の連続です。

　子どものときには、楽しいこと、自分自身に喜びを与えるものを、自由に選択しました。
　いつしか、それができなくなりました。
　世間のしがらみや、社会や家族のニーズなど、わたしたちの自由な選択に横やりを入れる物事がたくさんあります。
　あなたの素直な心と、理性の間で、プリズムのように葛藤が生まれ、さまざまな選択肢が作られます。
　それが続くと、いつしか、選択することが怖くなってしまいます。
　しかし、発達課題（アイテム）は、必ずしも成功体験だけではありません。
　失敗からも、貴重な経験をします。
　ですから、何を選択してもいいのです。
　あなたが自由意志で行ったすべての選択は、あなたにとっては正しい選択なのです。

---

[178] 歯科治療で、虫歯予防のためにフッ素塗布（フッ化物歯面塗布）に子どもたちが来る。お駄賃で、おもしろ消しゴムを上げると、選べない子どもがいる。ときには、10分以上かかっても選べない子どももいる。

3）条件付けの人生と裏切られた心

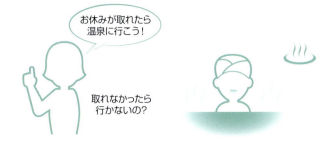

豊かさとは何でしょうか？
富でしょうか、名声でしょうか、「先生」とか「社長」と、呼ばれることでしょうか？
気がつくといつの間にか、目的の奴隷になってしまいます。
これは、組織などでもよくあることです。
あるとき、何かを決めるための規則を作ります。
すると「この規則にこう書いてありますから」と、規則が一人歩きを始めます。

さて、わたしたちは、自分の人生を選択できる、と、書いてきました。
そして、子どものときに「……になりたい」と、夢を持ちました。
たしか、生まれたときには無条件の愛だったのに、いつしか条件が付きます。
気がつくと、自分で決めた決めごとに、がんじがらめになります。
「……万円貯まったら、結婚しましょう」
では、……貯まらなかったら、いつまでたっても、あなたは結婚できません。
「お休みがとれたら、温泉に行こう」
でも、お休みがとれなかったら、いつまでたっても、温泉には行けません。
条件付けのアイデンティティです。
これは、素直な気持ちを閉じ込めて、我慢してしまうことから始まります。
あなたは、自分自身の心を裏切ってしまいます。
と、あなたは、自分を信じられるでしょうか？
あなたを裏切り続ける人がいたら、あなたは、その人のお友達でいられますか？
心も同じです。
裏切られた心は、あなた自身を信じなくなります。
やがてわたしたちは、ついつい、自分の創り出した幻影の奴隷になってしまいます。
それは、本当の豊かさなのでしょうか？
「……するために、我慢する」
未来の、起こるか起こらないかわからない不確定な何かのために、今を犠牲にする。
今は、豊かでなくてもいいけど、いつか、未来の豊かさを求める。
なんだか、変です。
まだ、起こっていない未来の豊かさのためには、今は、不幸でもいい。
そのために、今は我慢する？
何か、間違っていないでしょうか？

応用編

ありのままの自分を受け入れる

4）ネガティヴ・フィードバックからの脱却

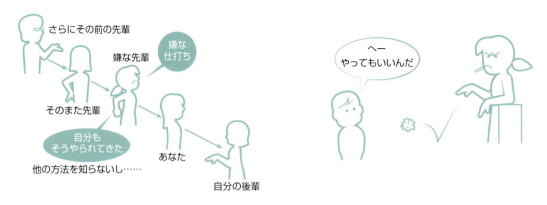

　あなたの心のコンピュータに、どのような情報を入れるのも、自由です。
　すべては、あなたの記憶に残された経験値以外の何ものでもありません。
　でも、わたしたちは、親や教員や先輩や上司の背中ばかりを見て育ってきました。
　さあ、そんな子が社会に出て、子どもや学生や後輩や部下を育てていきます。
　あなたは成長し、自分が見て経験してきたのと同じ、面倒くさい親になり、教師になり、先輩になり、上司になります。
　あなたの中で、その情報が吟味されることも、気がつくことすらありません。
　唯一「あれ？」と思うのは、これまでのやり方でうまくいかない壁にぶつかったときだけなのですが、そのチャンスすら見過ごしてしまうことも多いです。
　そして、あなたの経験は、そのまま、次の世代にアウトプットされます。
　ドロシー・ローノルトさんの「子どもが育つ魔法の言葉」という本の、「子は親の鏡」という詩を紹介しました。
　親子関係を啓発するヨーロッパのCM[179]もありました。
　タバコを吸ったり、切れて怒鳴ったり、ものを投げ捨てたり……。
　子どもは、みな、大人の真似をします。
　「あなた、だんだんご両親に似てきたわね」と、言われたことがありますね。
　子どもの頃、笑顔のご両親を、ときには、喧嘩しているご両親を見ました。
　楽しく、遊びに行った経験も、ときには、トラブルに巻き込まれたこともあります。
　あなたは、ご両親やまわりの人の＜感情＞を見てきました[180]。
　脳細胞は優秀なコンピュータですから、インパクトのある記憶から、そして、何度も繰り返される記憶が、より、深く、よりたくさんのシナプスを形成していきます[181]。
　いつの間にか、自分の経験したことをたどっている自分に気がつくかもしれません。
　良い記憶よりも、悪い記憶のほうが多くなったら、どうなるでしょうか？
　わたしたちが、何かを選択しようとするときに、記憶に、照らし合わせてみます。
　でも、ネガティヴな記憶しかありません。

---

[179] Children See Children Do - 2013 (https://www.youtube.com/watch?v=jOrGsB 4 qG_w)
[180] 教師の友人によると「きのうパパとママが喧嘩してた」などと家庭の事情が筒抜けだそうだ。
[181] どうでもいい短期記憶は、ちょっと置いておくだけで、一度、理解したことは忘れないが、テストの一夜漬けなどは、すぐに忘れ去ってしまう。

3 それでも、人は変われる

1) 気づき

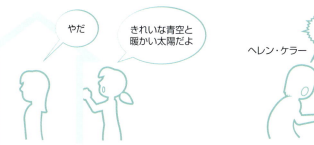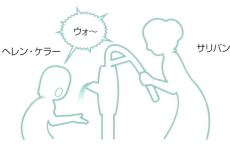

究極の質問かもしれません。
「他の人を変えることができるでしょうか？」
人には、それぞれの発達段階があり、学ばなくてはならないことがあります。
それでも、他の人に無理やり学ばせることはできません[182]。
それでは、マリーのように、見たことのないものは、学べないのでしょうか？
発達課題の中で、ベッドの中から意識を拡大しながら、どんどん新しいものにチャレンジして、新しい経験を積み重ねてきたはずです。
でも、いつから、自分のブロッキングの鎧の中に閉じこもって、外からの情報を遮断してしまったのでしょうか？

三重苦のヘレン・ケラーさんは、まさに、ケラーの部屋でした。
目が見えない、耳が聞こえない、しゃべれない。
コミュニケーションに必要なほとんどのものを持っていません。
五感を使って、物事を認識するのだと書いてきたのに、その三つの感覚がありません。
色も見えず、音も聴こえず、言葉を発することもできません。
やがて、サリバン先生の努力で、「ウォ〜」と叫ぶ、有名なシーンがあります。
井戸から流れ出る液体が、水であると、はじめてわかったときの感動。
そして、「物事には意味があるのだ」と認識することができました。
ヘレン・ケラーは、水のような具体的な概念のみでなく、複雑で抽象的な概念まで認識できたことは、皆さんご存じのとおりですね。
ですから、人には、進化し変化[183]する能力を、もともと、持ち合わせているのです。
ただし、条件があります。
鎧のようなブロッキングの壁に気がつき、取り除くのは、その人自身しかありません。
残念ながら、心の扉は、自分自身でしか開くことができません。

---

[182] 馬を水辺に連れて行くことはできても、水を飲ませることはできない。You can take a horse to the water, but you can't make him drink. ということわざもある。

[183] 変化には二つの考え方がある。スワンプマンという思考実験では、もし、スタートレックの転送のように同じ原子でそっくりの体を構成しても、心は伴わないという考え方と、テセウスの船という思考実験では、修理を繰り返して部品が全部変わっても、概念的（心）には同じ船であるという考え方である。

2）嫌な記憶を断ち切る

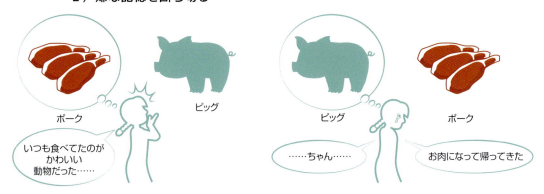

　負の連鎖、ネガティヴ・フィードバックは、どこかで断ち切る必要があります。
　あなたの中に、ネガティヴな自分自身を感じたのなら、それに、気がついてください。
　気づけば、古いネガティヴなプログラムは、ゴミ箱に捨てることができます。
　ゴミ箱も溜め込まないで、ちゃんと空にしてください。
　そして、そのスペースに、新しいアプリケーションをインストールすることができます。
　なぜなら、あなたの心だからです。
　あなたのネガティヴな記憶を、ポジティヴに書き換えることもできます！
　わたしは、小学生のあるとき、お肉がまったく食べられなくなりました。小さいときには、ハンバーグとかソーセージとか大好物でした。物心ついたときから食卓にありましたので、何の迷いもなく「これは、食べ物である」と認識をして食べ続けていたからです。
　ある日、まだ当時は農業を続けていた祖母の実家に遊びに行きました。畑で、おいしいトマトやキュウリを取って食べました。そして、いつも食べていたお肉が、畜舎で飼われていたブタさんや、鶏さんを殺して食べ物にしていることを知ってしまったのですね。
　それから、しばらく、トラウマになって、肉は食べられなくなってしまいました。
　実際、縄文時代ではありませんから、一般の人が、生き物を捕って食べるという習慣自体がなくなってしまったので、目の前に出た肉や魚は、あくまでも食べ物です。
　実際に、欧米では、動物と肉では名前が違います[184]。
　同じことをテーマにした本やドキュメンタリー[185]もありましたし、映画にもなりました[186]。小学校で飼育したブタを出荷させて、それが肉として戻ってきたというエピソードがニュースで放映されていました[187]。
　賛否両論がネット炎上していましたが、わたしは、命の大切さと、わたしたち自身が他の命を奪ってエネルギーにしているということを教えるすばらしい情操教育だと思います。
　気づきと理解が、過去の嫌な体験を、学びとして捉えるようにしてくれます。
　まさに、リイマジニングです。

---

[184] 笑い話ではないが、後ろめたいのか、生きている牛はカウ (cow) やブル (bull) であるが、テーブルの上に出たお肉は、途端に、ビーフ (beef) になる。
[185] 黒田恭史：豚のPちゃんと32人の小学生―命の授業900日．ミネルヴァ書房，京都,2003.
[186] 前田哲監督「ブタがいた教室」日活,2008年．
[187] 上越教育大学附属小学校：http://www.juen.ac.jp/element/

3）北風と太陽

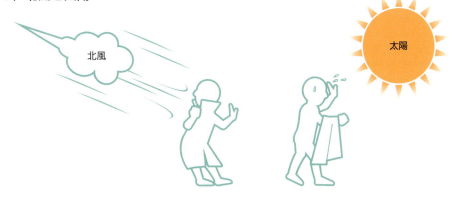

一方で、人は、強制されてもなかなか動けません。

有名なイソップ[188]の童話があります。
北風と太陽が、旅人の上着を脱がそうと賭をしました。
北風がいくら吹き飛ばそうとしても、旅人は上着をしっかりと握りしめました。
でも、太陽は、ただ、ぽかぽかと暖めただけです。
もちろん、賭に勝ったのは太陽です。
旅人は、自らの意思で上着を脱ぎました。

この逸話からもわかるように、あなたがお手本になればいいのです。
あなたが、太陽になればいいのですね。
あなたが、相手の意表を突く、ポジティヴな反応をします。
相手の人の経験には、インプットされていません。
いくつかの反応があります。
まるで視界に入らないかのように、無視するかもしれません。
あるいは、はじめは、きっと、拒否反応が起こるでしょう。
あなたにつらく当たることがあるかもしれません。
でも、それでも続けていると、ある日、ふと、「あれ？」と思い始めます。
なんで、こいつは、いつも＜楽しそう＞に＜イキイキ＞と、生きているんだろうかと。
なんで、笑顔でいられるのだろうかと。
違和感を感じ始めます。
「なんで、わたしの思い通りにならないのだろう？」「なんだか、いつもと違うぞ」
やがて、その人は不思議に思い始め、興味を持ちます。
あなたを鏡として、自分にも、もっと楽な生き方があるのではないかと、考え始めます。
そうなったら、しめたものですね！
負の連鎖は、あなたが断ち切ることができます。

---

[188] ヘロドトスの『歴史』には、紀元前6世紀にアイソーポスの寓話が由来と記されているそうである。アリとキリギリス、ウサギとカメ、金の斧と銀の斧など多くの逸話がある。

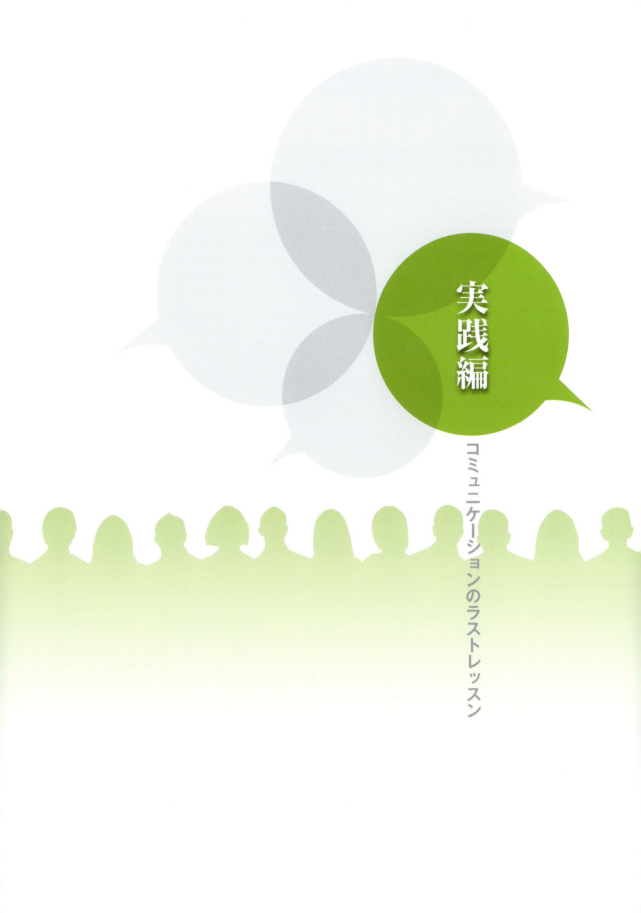

実践編

コミュニケーションのラストレッスン

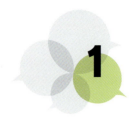

1 心のキャリブレーション

1 コミュニケーションのための準備運動

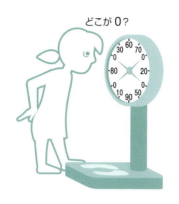

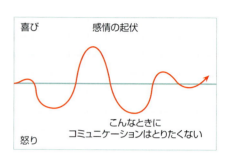

まず、コミュニケーションを行う前の、準備運動があります。
キャリブレーション[189]です。
体重を測るとします。
もし、あなたの乗る体重計の0点が、毎回違っていたらどうなるでしょう？
正確な体重を測ることはできませんね。

コミュニケーションも同じです。
　誰かと話をするときに、もし、自分の心のキャリブレーションができていなかったらどうなると思いますか？
　宝くじに当たったなんてうれしいことはいいのですが。
　仕事の前に、パートナーと喧嘩をした。
　そのいらいらを、そのままコミュニケーションに持ち込んでしまったらどうなるでしょうか？
　相手はたまったものではありません。
　人間関係がぎくしゃくしてしまうかもしれません。
　まず、自分の心が中立かどうかを確認しなくてはなりません。
　心の中のもやもやを全部捨てて、クリアな状態でコミュニケーションを取らなくてはなりません。
　キャリブレーションの目的は、背伸びも萎縮もしていない等身大の自分を確認する（自信を持つ）ことです。

---

[189] calibration、較正とも言います。

2　自信と過信と劣等感

	過信・慢心	**自信**	劣等感	虚栄・見栄
できること	◎	◎	×	×
できないこと	×	◎	◎	×

　自信[190]というのは、アイデンティティが確立したときに得られる感覚です。

　自分のできること（テリトリーや所有している知識や能力）がわかります。

　自分のできないこと（テリトリーの外にあるものや他人のものである）がわかります。

　だから、物事に動じることはありません。

　誰かに「……して？」とお願いされても、できることならば「OK」もありますし、できないことならば「それ、専門外だから」と断ることもあります。

　なぜなら、自分自身をよく知っているからです。

　大事なことは、自分は自分であり、多様性の中で、他人と同じレベルで比較する必要はありません。

　他人は他人の人生を生きていますので、あなたに他の人の問題を100％引き受ける責任はないのです。

　自己意識が高い人は、自分に満足していますので問題はありません。

　でも、残念ながら、日本人の自己意識はなかなか高くならないようです[191]。

　たとえば、こんな人がいます。

　「オレって、何でもできるんだぜ！」という、自己顕示の固まりのような慢心した新入社員や、新人ドクターです。

　何でもできると思っていますが、まだ、何ができないのかを知りません。

　ですから、いつか、ぎゃふんとなるかもしれません。

　一方で、こんな人もいます。

　「わたし、だめなんです」という、劣等感[192]の固まりのような新人です。

　自分は何にもできないと思っていますが、何ができるのかも把握していません。

　さあ、もっと困った人がいます。

　過信や慢心していた人が、壁にぶち当たって落ち込みました。

　復活すれば自信を持つのですが、そのまま逃げ出してしまうこともあります。

　虚栄や見えや威厳という幻影で、自分のまわりに壁（ブロッキング）を塗り固めます。

　ますます自分に何ができて、何ができないのかがわからなくなります。

　非常に扱いにくい、困った人たちですね。

　自分の弱点を見せたくない、自分を大きく見せたいというブロッキングは、あなた自身を成長させないばかりか、コミュニケーションをする相手にも大きな迷惑となってしまいます。

---

[190] 根本橘夫：なぜ自信が持てないのか――自己価値感の心理学．PHP研究所，京都，2007．

[191] 平成25年度 我が国と諸外国の若者の意識に関する調査（平成26年6月　内閣府）では、日本人は、自己満足度も、考えをはっきりと伝えることも、冒険心も低く、親からもあまり愛されていないと感じている。http://www8.cao.go.jp/youth/kenkyu/thinking/h25/pdf_index.html

[192] 劣等感は伸びしろであると、アドラー心理学では述べている。
アルフレッド アドラー：人生の意味の心理学〈上・下〉――アドラー・セレクション．アルテ，2010．

3　客観的な見方のためのレッスン

१）壁にぶつかったとき

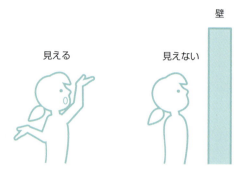

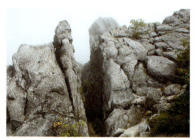

北アルプス表銀座の蛙岩
（割れ目に道がある）

　あなたの目の前に壁があります。
　目の前に見えるのは、壁だけ！
　逃げ道がありません。にっちもさっちもいきません。
　でも、あなたは無理やり前に進もうとしますので疲れてしまいます。
　近すぎると物事の全体が見えません。
　そうではなくて、一歩下がってみたらどうでしょうか？
　壁の高さは見えますか、左右のどこまで広がっていますか、階段や扉は？
　ああ、壁に切れ目や道がありましたね！
　感情に翻弄されていると見えなくなっているものも、少し離れてみるといろいろなものが見えてきます。
　ときどき、こんな人がいます。
　どうも、学校や仕事がうまく行かないから、退学したり、転職して別の所に行こうか。
　でも、うまくいきません。人生の中で、まだ乗り越えていない壁や同じようなハードルが、ふたたび、あなたの前に現れます。
　あなたが、その壁をクリアするまで、どこへ逃げても、必ずあなたを追いかけてきます。
　サンデル博士[193]の暴走している列車[194]の例にもあるように、哲学や倫理学ではあえて無理な二者択一で考えることもありますが、人生はもっと自由で、さまざまな見方があります。
　無限の選択肢があります。
　答えは出なくても、考えることこそが大事なこともあります。
　たとえば、カウンセリングやアサーティブ・コミュニケーション、ディベートなどでは、あえて相手の意見を否定するというトレーニングをすることがあります。
　喧嘩ではありません。
　そのときに、自分と違う意見を受け入れられるかどうか。
　その中から、新しい考え方が生まれてきます。
　その、ステレオタイプではない心の柔軟さが、わたしたちを変えていきます。

---

[193]　マイケル・サンデル。ハーバード大学教授で、専門は哲学、政治哲学、倫理学。
[194]　暴走列車がまっすぐに進むと5人をはねてしまう、でも、引き込み線に入れば犠牲者は一人。あなたならどちらを選択するかという問題。

2）失敗は成功の母

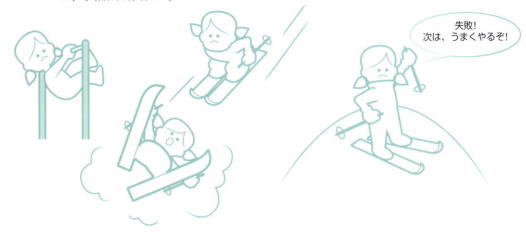

　日本人の良いところは、謙虚さですので、自己主張はあまり美徳とされません。
ですから、平等意識で「みんなと同じ[195]」が良いのだと教えられてきました。
そして、いつの間にか、「失敗はいけないこと」になりました。
発明王エジソン[196]が、あまりに「先生、どうして？」と質問するので、小学校を追い出されたのは有名なお話ですし、「窓ぎわのトットちゃん[197]」を書いた黒柳徹子さんも、教室という枠組みに入らない少女でした。
　鉄棒で逆上がりをするときにも、はじめてのスキーも、最初からうまくいきません。
練習して、失敗して、そして、何かを学び取りました。
人生も、同じです。「失敗は成功の母」というのは、エジソンの名言です。
それに気がつかないままに、トラブルに直面します。
知らないけど、メンツがあって、とても恥ずかしくて、他人に訊けません。
失敗して、恥ずかしい思いをするのも、嫌です、不安です、怖いです。
と、萎縮して、力も出ません。
「どうしてできないのよ？」と言われると、チャレンジすることができなくなりました。
失敗したことよりも、人間性そのものを否定されているような気になります。
チャレンジすると、嫌な思いをするから、やりたくありません。
でも、心には隙間があります。矛盾のなかで、どうしたらいいのかわかりません。
それが、多くの人の現実です。
エジソンも「１％のひらめきと、99％の努力」と言っています。
アロンアルファ[198]も、ポストイット[199]も、失敗がなければ発明されませんでした。
スキーやスノーボードで転んだって、ちゃんと、できるまで、練習しますね！
人生だって、それでいいんです。

---

[195] 運動会でも、１位・２位・３位が付かないように、一緒にゴールインする。
[196] トーマス・アルバ・エジソン(1847～1931年)。先生にしつこく質問して、３か月で退学となる。実験ノートにはたくさんのだじゃれが書いてあったことで有名。
[197] 黒柳徹子：窓ぎわのトットちゃん. 講談社, 東京, 1981.
[198] アロンアルファ開発物語。http://www.aronalpha.com/pdf/feature01.pdf
[199] ポストイット開発物語。http://www.mmm.co.jp/wakuwaku/story/story2-1.html

3）客観的に観察する

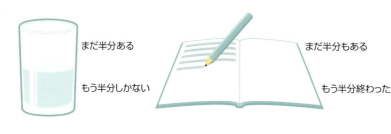
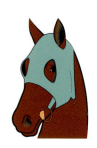

　壁にぶち当たって、困っている人をあなたは見ています。
　あなたは、客観的に、その人を観察することができます。
　心理療法[200]の一つであるナラティブセラピー[201]では物語を創り出します。
　サイコドラマもプレイバックシアター[202]も、いろいろな役割を客観的に演じることで、自分のカラを破ります。
　面白いことに、人は、自分のことはよく見えません。
　でも、他の人のことはよく見えます。
　だから、ちょっと一歩下がって、自分自身を、別の立場で見つめてみます。
　今、あなたが、トラブっている。
　でも、そのトラブルの相手は、どう思っているでしょうか？
　何が起こっていると思いますか？
　わたしなど、喧嘩のときにでも「この相手は、いったい何に対して怒っているんだろう？」なんて考え始めると、おかしくなって、喧嘩にならなくなってしまうことがよくあります。
　わたしたちの心は自由です。
　でも、不自由さを自ら創り出し、面倒くさくて、ややこしくて、矛盾させています。
　自分自身を創り出しているのは、あくまでも自分自身です。
　競馬の馬には気を散らさないためのブリンカー（目隠し）があります。
　余分なものが見えない、客観的なものが見えないというのは、自分自身への洗脳に他なりません。
　さあ、ひとつの物体があります。
　それは中立です。
　どんな方法で考えれば、豊かさを感じるでしょうか？
　逆に、どんな方法で考えれば、嫌になるでしょうか？
　コップの水を、もう半分と考えるのか、まだ半分残っていると考えるのか？
　でも、宿題だったら、もう半分終わったかもしれませんし、まだ半分もあるかもしれません。
　答えは簡単です。
　中立の物事に、意味を与えて、ポジティヴな意味を与えるのも、ネガティヴな意味を与えるのもその人の考えひとつなんですね。

---

[200] サイコセラピー。心理的問題や不適応にはまって、さまざまな心理的な問題を、認知療法、精神分析、行動療法、芸術療法（箱庭療法・絵画療法・音楽療法）などを用いて解決に導く方法。
[201] 自由に記憶を語ることで、気づきをもたらす。看護分野の医療面接でも用いられる。
[202] 心理劇。トラブルに関わるさまざまな人を演じてみることで気づきをもたらす。

4）中立性に意味を与えるもの

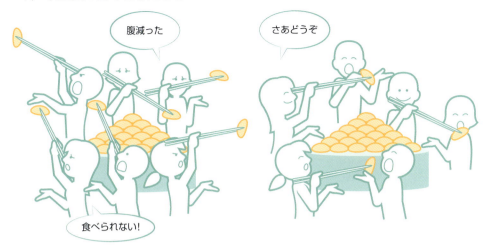

こんなお話があります。
山田禅師[203]の夢です。
よく、禅などの説話として取り上げられることがあります。

> 夢を見た。
> 地獄に行ってみた。
> と、大きなお皿に山盛りのごちそうがある。
> でも、地獄の亡者達はみんな飢えていた。
> なぜなら、1メートルもある長い箸で、
> 自分だけごちそうを食べようとするのだが、口に届かないのだ。
> 今度は、極楽に行ってみた。
> おや、地獄と同じ大きなお皿に、山盛りのごちそうがある。
> でも、極楽の住民は、みんな、お腹いっぱいでにこにこしている。
> なぜなら、同じ1メートルもある長い箸で、
> お互いに、ごちそうを食べさせ合っていたからだ。

　ゆっくりと、この教訓を考えてみてください。
　もし、あなたが、自分のエネルギーを奪われまいと、守りに入ります。
　でも、あなたのエネルギーは、どんどん吸い取られて、枯渇していきます。
　あなたは、疲れ切っていきます。
　なぜなら、あなたのまわりにある壁は、悪いエネルギーばかりでなく、良いエネルギーも遮断してしまうからです。
　共感と慈愛の心で、エネルギーを与え続ければ、あなたはいつも笑顔です。
　実は、極楽（天国）も地獄も同じ場所にありました。
　反面教師ともいいます。
　一見、ネガティヴと思える物事にも、学ぶべきアイテムがたくさん隠されています。
　大丈夫、『あなたは、ちゃんと、今、ここにいます』

---

[203] 山田無文：和顔 仏様のような顔で生きよう―山田無文老師説話集．禅文化研究所，京都，2005．

5）思考力を広げる

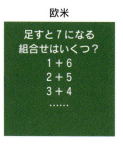
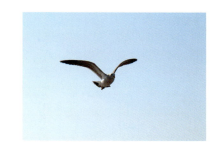

　さあ、あなたの心の隙間。

　なぜ、これまでの生育過程で、アイテムを集めてこられなかったんでしょうか？

　一つの例があります。日本では、算数の問題はこうですね。

　「3＋4＝?」と、答えは一つしかありません。

　みんな同じです[204]ので、正解か不正解か（すべてかゼロか）というステレオタイプ的な一次元（一本の線ですから、進むか戻るしかできないのが二者択一）の思考になり、思考は固定化され、型で押したような、同じような考え方の人間ができ上がります。

　一方で、何度か紹介しているように、ドイツの子どもの教育のお話です。

　シュタイナー教育[205]では、子どもの個性を伸ばします。

　一本の線、一個の丸を書くところから、個性を尊重します。

　ヨーロッパ[206]などの算数の教育[207]には無数の答えがあることを自分の力で学ばせています。考え方の柔軟性は、こういったところからも生まれてきます。

　リチャード・バックの「かもめのジョナサン[208]」が数十年を経て完結しましたが、ここには、さまざまな示唆が溢れています。

　制限を与えてしまったのは自分自身であり、その環境に気がつくのもまた自分自身です。

　もっと、思考は、自由であってもいいと思います。

　たしかに、コミュニケーションを取りにくい面倒くさい人たちがいます。しかし、自分と違うからといって、裁かない心の広さが必要です。実は、その人たちも学びの真っ最中です。生育歴が違いますので、その人の学びのスピードは皆まちまちなのです。

　共感とは、人の多様性を理解し、相手の立場に立ってものが言える能力です。

　ですから、たとえ、嫌な相手でも共感できるように、制限を取り除く必要があります。

---

[204] ネットで、こんな書き込みが話題になった。3×4＝12で×。正解は4×3＝12。数学的にはあっている。数学では計算の順番はどちらが先でもよい。しかし、問題は「1つのかごに、リンゴが4個。かごは3個あります。あわせて、いくつのリンゴがありますか？」。先生の指導要綱では、個数を訊いているので、4×3と計算しないと、正解にならない。

[205] ルドルフ・シュタイナーが提唱した教育芸術。ウォルドルフ教育とも。「自由な自己決定」を行うことができる人となれるように、それぞれの子どもの能力や才能が正しく成長し、実を結ぶような感性の教育を行う。日本には7校ある。
子安美知子：シュタイナー教育を考える．学陽書房，東京，1983．

[206] 北川達夫：フィンランド・メソッド入門．経済界，東京，2008．

[207] 問題：合計が7になる数字の組合せは？答：1＋6、2＋5、3＋4……。ひとつの答えに至る道には、たくさんの方法があることを学んでいく。

[208] リチャード バック：かもめのジョナサン完成版．新潮社，東京，2014．

6）制限を解き放つ

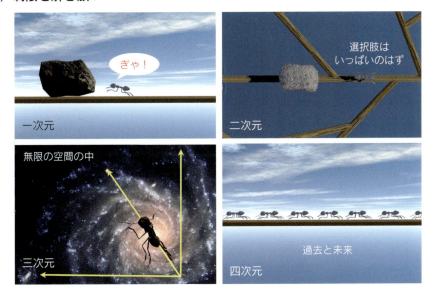

　わたしたちの思考は四次元です。

　でも、何か壁にぶつかって、ステレオタイプの思考にはまってしまうと、突然、一次元的（行くか戻るか）な思考になって、逃げ道がなくなってしまいます。

　ここに、アリ[209]さんがいます。

　零次元は点です。

　一次元は、一本の線の上です。前と後ろ（あるいは過去と未来）しかありません。と、アリさんの歩いている枝の上に邪魔物があります。もう進めません。すべてか零かという、ステレオタイプ[210]の思考です。

　でも、もし、その枝に分枝があったらどうでしょうか？

　別の道を選ぶことができます。

　もし、その枝が地面の上（二次元）にあったらどうでしょうか？

　枝にとらわれずに、どこでも好きな道を歩くことができます。

　そこで、観察者であるあなたが、アリをひょいとつまみ上げて、別の場所に連れて行きます。

　アリは、突然、ワープしたので戸惑ってしまうかもしれませんが、縦横に高さが加わって三次元になりました。

　でも、もっと先があります。

　わたしたちは、過去や未来という抽象的な時間（四つ目の次元）の概念も認識できます。可能性の世界、蓋然性の世界も、無限の可能性を、ときには、客観的に、自由に思い描くことができるのですね。

　思考は、どこまでも広げることができるはずです。

---

[209]　小山宙哉のマンガの宇宙兄弟の中で、宇宙飛行士選抜試験の閉鎖環境実験で、行き詰まった思考を打ち破る例えとして、三次元アリというエピソードがある。

[210]　思考の袋小路に入りやすい、ヒューリスティクスの一つでもある。先入観、思い込み、色メガネ、偏見など、白か黒か、ゼロか100かのように二者択一的な考え方で、思考が硬直しやすく融通が利かない。

2 笑顔と三つのテクニック

1 心の窓を開く笑顔

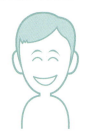 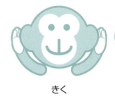

きく　　みる　　はなす

まずは、キャリブレーションです。
カーテンを開けて、明るい朝日を感じてください。
朝、鏡を見ますね。
鏡でチェックするのは、髪型やお化粧だけではありません。
鏡を見て、まず行うことは、自分の表情のチェックです。
笑顔[211]ですか？
それとも、眉間に皺が寄ったり、目が怖かったり、口がへの字に曲がっていませんね？
次は、心のチェックです。
嫌な感情を引きずっていませんか？
パソコンを例にお話をしています。
パソコンには、ゴミ箱がありますね。
あなたの、もやもややや、嫌な思いや、ネガティヴな感情を、心のデスクトップのゴミ箱に捨ててください。
そして、ゴミ箱を空にするをクリックしてください。
笑顔になったところで、ようやく、コミュニケーションのスタートです。
コミュニケーションの重要なテクニックは、三つあります。
一つ目は＜きく＞こと、二つ目は＜みる＞こと、三つ目は、＜はなす＞ことです。
あえてひらがなにしているのに、お気づきでしょうか？
コミュニケーションのツールには、書き言葉もあります。
でも、ひらがなや、カタカナや、漢字、その大きさやフォントや色でも、まったく違う認識（クオリア[212]）を生みます。

---

[211] 「笑う門には、福来たる」というように、究極の防御策は笑顔。でも、作り笑いや引きつった笑いではだめ。顔の表情は、あなたの内面自身の現れ。

[212] 主観的体験が伴う質感。たとえば、赤い色を見たときの「赤い」という質感のこと。目には赤く見えているが、どうして赤く認識しているのだろう。もしかすると、他の人には別の認識もあるかもしれない。しかし、認証できないという科学的に検証不能な難関。

2 きく・みる・はなす

1）きく

きくレベル	意味	英語表現	解説
レベル0	音がする 聞こえる	sound noise	受動的に耳に入っているだけで意識していない 　ただ、音がするだけ 　相手の声は雑音と同じで、耳に入っていない
レベル1	聞く	hear	受動的に聞こえているだけ 　BGMのように、受動的に聞いている状態 　小鳥のさえずりや風の音を聞いている
レベル2	聴く	listen	初級レベルの傾聴 　能動的（情報を得たいという意思がある）に聴いている状態 　コンサートや講演会を聴く
レベル3	訊く	question ask	中級レベルの傾聴法 　質問する・尋ねる 　必要な情報を聴き出す 　質問法からなるが、使い方にコツがある
レベル4	利く	skillful be able to	上級レベルの傾聴法 　気が利く 　聴くためのさまざまなテクニックを駆使する 　情報収集にも役立つ 　相手にも役立つ
レベル5	効く	work effective cure	プロフェッショナルのブランド力のある傾聴法 　聴くことが治療効果として現れる 　「癒しの効果」のある傾聴法 　コミュニケーションの相手には、話すことによる「癒し（感情の明確化）」がある

＜きく＞という字を、あえてひらがなにしました。

きくには、聞く、聴く[213]、訊くという漢字があります。

傾聴では、聴くという字を使います。

しかし、同じきくでも、さまざまなレベルがあります。

きくには、さらに上の極意があります。

ブランド力のあるプロフェッショナルの＜効く[214]＞というレベルがあるのです。

「聞」という字は、門の中に耳があります。家の中で、外の小鳥のさえずりや、風の音を聞いています。でも、真剣に聞いているわけではありません。ただ、BGMとして耳に入っているだけなんです。さらに、困ったことに、門には鍵を掛けることもできますね。

「聴」という字は、耳という偏に、右の旁の部分はまっすぐにという意味です。ですから、一所懸命に聴いています。

「訊」は、質問をするという意味ですので、傾聴の質問法です。

最終到達地点は、「効」です。

カウンセリングの極意は、クライアントが、自分で問題に気づき解決できるように導くこと（明確化）です。

「ああ、話したらすっきりした」これが、きくことの最大の効果なんですね。

---

[213] 鷲田清一：「聴く」ことの力―臨床哲学試論．阪急コミュニケーションズ，東京，1999．
[214] 山田隆文，箕輪香里：目指そう！聴き上手な歯科衛生士．歯科衛生士 33（9）：17-33,2009．

2）みる

みるレベル	意味	英語表現	解説
レベル0	視る	see	受動的に見ている状態 　ただ見えるだけ、目に入っているだけ、視覚に入っているだけ 　ただの背景
レベル1	見る	look	能動的に見ている状態 　注意をして見る
レベル2	観る	observe	初級レベルの観察 　何か具体的に目的を持って見ている状態＝観察 　したがって、観光という字は、この観るを使う
レベル3	診る	examine judge	中級レベルの観察 　医療従事者などが、患者さんの健康状態を診断する 　診療や診断の診 　注意深く観察するというレベル
レベル4	看る	attend take care	上級レベルの観察 　医療従事者や家族などが、患者さんや家族のお世話をする 　看護師さんの看 　癒しの効果も出てくる
レベル5	みる	heal protect	プロフェッショナルのブランド力のある観察法 　母親が子どもを見守るように、癒す・庇護する 　めんどうをみる 　コミュニケーションを取っている相手に、リラックスしてもらって、「何でも話せる」安全で癒しの空間を提供できる

　＜みる＞という字にもさまざまなレベルがあります。

　ブランド力のあるプロフェッショナルの＜みる[215]＞を目指していきましょう。

　コミュニケーションを取る上で、重要なのは、たしかに聴くことです。

　しかし、コミュニケーションの手段は、言語のみでなく、そのイントネーションや間の取り方、さらには、視線や顔の表情、身振り手振りなどのボディ・ランゲッジも重要です。

　言語表現と動作が一致しているか？

　どのようなポイントで、特徴的な仕草をしているのか？

　実は、ちょっとした眉の動きや、視線の動きなどが、言語以上にその人の本心を語っていることがあります。

　それを読み解く必要があります。

　最終到達地点は、「みる」です。

　ただ、相手を観察するだけではなくて、「面倒をみる」ことです。

　お母さんが子どもの成長をみている。

　傾聴のもう一つの極意は、こちらが聞きたいことを訊き出すことではなくて、相手の話したいことを話しやすいように、環境を整えて[216]、話しても安全なのだという空間を提供していくことです。

---

[215] 山田隆文：コミュニケーションのワザを磨こう　第1回　患者さんの本音がつかめない場合は、「観る」テクニックを使おう．歯科衛生士 34（1）：64-67, 2010.

[216] 新宿伊勢丹では、お客さん目線を考えて、売り場をお買い場に変えた。
武永昭光：伊勢丹だけがなぜ売れるのか 誰からも支持される店づくり・人づくり．かんき出版，東京，2006.

3）はなす

はなすレベル	意味	英語表現	解説
レベル0	放つ	shoot noise	一方的に話している状態 　ただ言いたいことを声に出している状態 　相手の反応はない 　相手にとっては、ただの騒音のことも
レベル1	喋る	talk	能動的に話しているだけ 　ただのおしゃべり 　井戸端会議
レベル2	話す	speak	初級レベルの伝え方 　ようやく、相手に何かを伝えたいと意図して話している
レベル3	説得	persuasion	中級レベルの伝え方（中二病？？） 　慣れてくると陥りやすいレベル 　つい、自分の意見を押しつけたくなる 　説得は、聴き手のことを考えていない
レベル4	語る	tell	上級レベルの伝え方 　ナラティブなストーリーテラー 　相手に理解できるように話せる
レベル5	放す	separate	プロフェッショナルの伝え方 　手放す 　手放すものは、さまざまな思い込みや執着 　　思い込み……伝えなければという強迫観念 　　執着……自分の意見を通したい 　　　プレッシャー 　聴いた話を理解し、納得するのはあくまでも相手

　＜はなす＞にもたくさんのバリエーションがあります。
　ブランド力のあるプロフェッショナルの＜はなす[217]＞を目指していきます。
　どうしても、自分の言いたいことを伝えたいという欲があります。
　ここでの大事なキーワードは、＜放す＞です。
　自分の「どうしても伝えなければ」という執着を手放して、その話を聴き、理解し、納得し、どう判断するのかは、相手に委ねる[218]のですね。
　はじめに、コミュニケーションとは何かと訊くと、「話すことです」という答えが多いと書きました。最終到達地点は、「放す」です。放さなければならないのは、まさに、あなたのまわりにあるブロッキングのバリアに他なりません。
　相手との過去の経験や印象から来る思い込み。自分の意見を通さなければという説得という落とし穴への執着。
　あなた自身も聴いた情報を、過去の生育歴に照らし合わせて取捨選択しています。
　相手も、あなたが伝えて、聴いた話をどう扱うかを決めるのは、その人次第なのです。
　こちらが手放して、相手にとって話しやすい環境を作ったとき、こちらから何も働きかけなくても、自然にナラティブ・コミュニケーションを語ってくれます。
　実は、多くの人は、話したくてたまらないのです。

---

[217] 高柳篤史編，山田隆文：モチベーションを上げる15のアドバイス（別冊歯科衛生士）：クインテッセンス出版，東京，2009．
[218] 訪問歯科診療に行くと、コミュニケーションの取れない方に出会うが、無理に話しかけず、ただ隣に寄り添って座り、相手が興味を持って、自分から心の扉を開けてくれるのを待つ。「……しなくちゃ」という執着を手放し、相手に選択権を委ねるのである。

3　執着を手放す

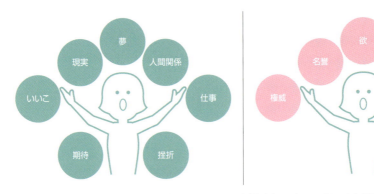

　エリクソンのステージを登るとき、アイテムを探せないと、いろいろな問題点が出てきました。
　欲求を満足させられないとなると、いろいろなトラブルがふりかかってきます。
　さあ、アイテムを探しきれなかった、あなたの心の隙間。
　さまざまな誘惑が待っています。
　ブッダが悟りを開こうとするとき、悪魔のマーラはいろいろな誘惑[219]を仕掛けてきました。
　まずは、マーラの三人の娘です。
　渇愛（タンハー）は、読んで字のごとく、愛がありませんから、愛に飢えています。
　無条件の愛を知りません。
　だから、他の人の愛で、あなたの涸れた花園を満たそうとします。
　「先生」「先輩」「よ、社長さん！」
　ちやほやされないと、あなたは、自分自身が維持できません。
　快楽（ラーガ）は色仕掛けです。
　嫌悪（アラティ）は、あなたをちやほやしない人を、嫌います。
　あなたは、あなたの言うことをきかない人に、怒りを感じます。
　そして、排除しようとするかもしれません。
　ファウスト[220]のメフィストフェレスの誘惑も有名ですね。
　「おまえに力を与えよう。でも、おまえが死んだら、おまえの魂は……」
　あら、わたしたちがよく目にするものですね。
　さあ、こんな誘惑にさらされたとき、どんな人間ができ上がるのでしょう？
　あなたは、抗しきれますか？
　ここでの、手放すべき執着は、あなた自身の思い込みです。
　「こうあるべきだ」という固定観念があると、相手が自分の思う通りに動いてくれないだけでイライラします。
　自分中心で話すのではなくて、相手の聴きたい情報を与える。
　これが、重要な傾聴テクニックです。

---

[219] 誘惑がだめなら、次は力ずくで、マーラはこんな手を使った。欲望、嫌悪、飢渇、妄執、怠惰と睡魔、恐怖、虚勢と強情、利欲と名誉欲と驕慢。

[220] ゲーテの代表作。誘惑の悪魔メフィストフェレスが、人間を対象に主（神）賭けをし、ファウストを誘惑する。有名な言葉に、「瞬間よ止まれ、汝はいかにも美しい」がある。

4 傾聴の重要性

1）傾聴とは？

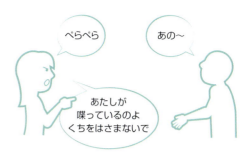

コミュニケーションというと、多くの人が「話すこと」と答えると書いてきました。
しかし、実は、話すことよりも、「聴くこと」のほうが、はるかに大事なのですね。
聴くことで、相手のニーズを読み解くことができます。
さらに、相手の話し方や、ボディ・ランゲッジを観察してみてください。

2）立ち止まって、相手の話を聴いてみよう

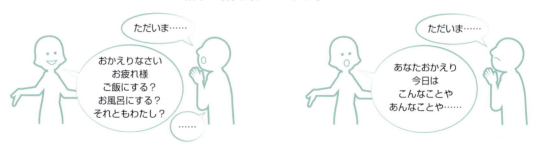

ある夫婦の会話です。仕事を終えて、満員電車や渋滞で疲れた夫が帰ってきます。
と、奥さんがこう言います、「ねえねえ、あなた、ちょっと聴いてよ」。
夫と離れていた間、一日中いろんなことがありましたから、ただ、聴いてほしいんです。
さあ、会話は成立するでしょうか？
ここで、男性と女性のメンタリティの違いを論じるつもりはありません。
でも、その話題が、はたして、旦那さんにとって聴きたい話なのかどうか？
そこの確認は取れていませんね？

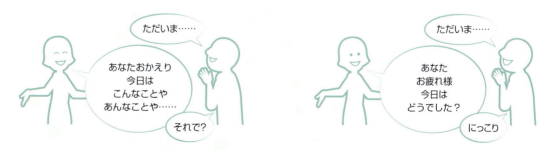

ですから、たとえ疲れていても、旦那さんは「それで？」と訊いてあげれば、夫婦円満です。
もちろん、奥さんにも配慮が必要です。
「お帰り、お疲れ様」の一言があれば、きっと、旦那さんも話を聴いてくれます。
もう一歩進んで、「今日は、どうでした？」なんて訊いてあげれば、最高ですね。

5 コミュニケーションを円滑にするためのテクニック

①提案する	「歯を磨きなさい」→「歯を磨いてみない？」「歯を磨こう！」
②質問を使う	「あなたは間違っています」→「間違っていると思われませんか？」
③ポジティヴな表現に	「歯を磨かないと、むし歯になりますよ」→「歯を磨くと気持ちいいね」 否定的なマイナスイメージの言葉が入っていると、そこに注意が向く 肯定的でプラスの表現に変えていく
④過去から未来へ	人ではなく、内容を攻める 「なぜ、できないのよ！」→「何が原因でできなかったのでしょうか？」
⑤具体的に	抽象的な表現を具体的にします そのうちに　→　○月×日までに 少し　　　　→　○個
⑥IやYouやWeを主語にする（Iメッセージ）	Iメッセージ……わたしが責任を持ちます 　「わたしに何かお手伝いできることがありませんか？」 　「なにかありましたら、わたしにおたずねください」 Youメッセージ……あなたを一個の人格としてみています 　「クイントさんは、健康なお口の中になりたいと思いますか？」 　「クイントさんは、どうしたらブラッシングの時間を作れると思いますか？」 Weメッセージ……協力・協調関係を築く 　「わたしたちで、一緒に協力していきましょう」 　「わたしたちで、クイントさんにとって、一番良いプランを考えていきましょう」
⑦Noと言う	理由を言う 　「こうすべきです」→「個人的な意見なんですが、こういう方法も」 一致できる点を主張する 　「Aと言う意見はほとんど同じです。 　　ただ、一点違うとすると、ここなんですが……」 　まず同意できるところを伝えてから、相違点を伝えると受け入れやすい

こんな例えがあります。

「魚をあげるのは一瞬であるが、捕り方を伝えなければ意味がない」

お腹のすいている相手に食料をあげるのはもっとも簡単ですが、それでは解決しません。

同情では、相手の依存心を呼び起こすだけになりますので、自ら情熱を持って学んでいけるようにサポートする必要があります。

めんどうくさい相手にも、自分で生きていくための力を身につけてもらう（発達課題をクリアする）ことが、一番重要な解決法になります。

ですので、いくつかのテクニックを記載しておきます[221]。

---

[221] 麻生塾ケア・コミュニケーション研究会編著：ケア・コミュニケーション．ウイネット，新潟，2010.
麻生塾ケア・コミュニケーション研究会編著：歯科スタッフのためのケア・コミュニケーション．ウイネット，新潟，2010.
桑田美香：歯科医のための医療コーチング入門．砂書房，東京，2005.

1）提案する

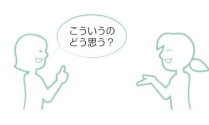
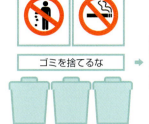

　人は、誰でも命令されるのは好きではありません。
「歯を磨きなさい」
「ゴミを捨てちゃだめ」
　最近は、マイルドな表現が増えてきています。
　しばらく前までは、新幹線で「客室での携帯電話のご使用はおやめください」だったのが、「携帯電話はデッキでご使用ください」に変化してきています。
　駅のトイレも、「汚すな」だったのが、「いつもきれいにご使用いただきまして、ありがとうございます。駅長」などと、表現がマイルドになってきています。

　ゴミ箱[222]を例にしてみましょう。
　禁止では「ゴミを捨てるな」ですから、ちょっと窮屈な気分です。
　命令では「ゴミはゴミ箱へ」「ゴミは分別」も、制限があります。
　提案では、「ゴミはゴミ箱へ捨てよう」となれば、少し、マイルドな気分になります。
　もう一歩進んで、「町をきれいにしよう」とやれば、同じことを伝えたいのですが、受け手の印象がかなり変わってきます。

　ですので、「歯を磨きなさい」は「歯を磨こう」という提案に変えるだけで、受け止め方の印象はずいぶん改善されます。
　命令というのは実は簡単です。
　相手の意志を考えなくても実行させることができます。
　さらに、伝える側には何のトレーニングも必要ありません。
　同じことを伝えるときにも、伝えられた側の目線で表現するだけで、コミュニケーションをかなり円滑にすることができます。
　ただ、こういったテクニックは知らなければ使えません。
　さらに、はじめからうまくいくものでもありません。
　相撲の世界のように、何度もぶつかり稽古が必要です。
　恐怖心という執着を、ゴミ箱に捨ててみましょう。

---

[222] ディズニーリゾートでは、もう一歩進んでいる。ゴミが落ちているから、ゴミを捨てやすくなる。だから、はじめからきれいにしておく。さらに、パレードなどの際には、ゴミ箱を持って、あらかじめゴミを集めに来てくれる。最近では、東海道新幹線でも導入されている。

2）質問を使う

1：質問法	
①開かれた質問 　オープンクエスチョン 　自由に答えられる質問	「今日は、どうされましたか？」 「どこに原因があるのでしょうか？」 「どうすれば実現できますか？」
②閉じた質問 　クローズドクエスチョン 　Yes・No、答えが限定される質問 　ちょっと息苦しいのであまり使わない	「お酒を飲みますか？」 「原因はタバコにあると思いますか？」 「この方法でブラッシングは実現可能ですか？」
2：特殊な質問 　普通のカウンセリングでは、あまり使いませんが、行動目標を引き出していくためには、このような質問法を使うこともあります	「何が？」 「なぜ？」 「どうして？」 「どういうこと？」
3：心の深いところを探る質問	「もし、……なら、どうする？」
①外界に対して	「何か、変化が起こっていませんか？」 「うまく仕事ができたら、お友達に何か言われませんでしたか？」
②内面に対して	「そのとき、どんなことを感じましたか？」 「一発で合格したら、どんな気持ちでしたか？」
③解釈に関して	「それは、何を意味しているのでしょうか？」 「試験に受かることで、どんないいことがあるんでしょうか？」
④決定に関して	「何をしたら、目標に近づけるでしょう？」 「どのように勉強したら、すばらしい人になれると思いますか？」

　質問法というと難しそうに感じますが、まずは、提案です。基本的には、言いたいことに＜？＞をつけるだけで、かなり、マイルドな表現になります。

　質問法には、開かれた質問と閉じた質問があります。

　開かれた質問は、自由に答えられる質問です。

　閉じた質問は、「イエス」「ノー」とか、答えの限られた質問です。

　でも、閉じた質問ばかりでは、刑事の取り調べのように、非常に窮屈になります。

　時には、その人が、何かを考えているかの深い部分に対する問いかけ[223]も、重要なコミュニケーションの手段になります。

　質問法を駆使すれば、心のもっと深い部分を探ることもできます。

　英語の「if」です。

　条件付けの質問をすることで効果的なことがあります。

　わたしたちのネガティヴな思考では、ついつい「もし、○×できなかったら嫌だ」と考えてしまいます。

　これを、ポジティヴな問いかけにします。

　「○×できたら、どんないいことがあると思う？」

　相手の態度や気持ちの変化に対して、背中を押してあげるこのようなコミュニケーションの方法もあります。

---

[223] 堀公俊：ファシリテーション入門．日本経済新聞出版社，東京，2004．
堀公俊：今すぐできる！ファシリテーション．PHP研究所，京都，2006．

3）ポジティヴな言い換え

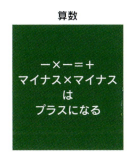
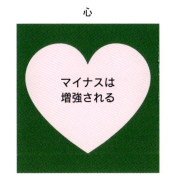

わたしたちの脳は、マイナス表現をそのまま認識します。
「歯を磨かないと、虫歯になりますよ」
では、磨かないという否定と、虫歯という否定の言葉が入っています。
　数学では、マイナス×マイナスはプラスになりますが、心の世界では、マイナスが増強されてしまうのです。
　ですから、なるべく、プラスの表現に言い換えたほうがいいのですね。
「歯を磨くと、気持ちがいいですね」
「歯を磨くと、ご飯が美味しいですよ」

同じことを伝えたいのですが、受け取る側の感覚はまったく別のものになります。

4）過去から未来へ

×	カウンセリングの手法 　なぜそうなったのかを考える 　感情の明確化では嫌なことも追体験	「なぜ、うまくいかなかったのですか？」 「どうして、遅刻したのですか？」 でも、表現がマイナス・ネガティヴ 聞いたほうは、嫌な感じになりますね！ ついつい、やっていませんよね！
◎	コーチングの技法 　未来を見る 　問題の解決方法を追求する	「あなたの夢は何ですか？」 「それを実現するには、何をすればいい？」 表現はプラス・ポジティヴ

　今、トラブルがあります。
　もちろん、原因があります。
　でも、過去の原因を追及したからといって、刑事ドラマのように問題が解決するでしょうか？
　過去を変えることはできません。
　残念ながら、トラウマなどの心理的な問題点は解消することもありますが、今目の前にあるトラブルが消え去るわけではありません。
　もし、過去の奴隷になってしまうと、自由がなくなります。
　それでも、そのトラブルを抱えたまま、社会生活を生きていかなければなりません。
　では、どうすれば解決できるのでしょうか？
　未来を考えるのですね。

5）具体的に

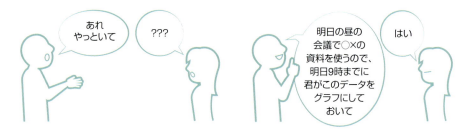

　トラブルの原因は、「言ったつもり」「聞いたつもり」にあります。アイデンティティがきちんとできていれば、同じ言葉でも、生育歴で認識の違いがあることを知っています。
　「これやっといて」と言われても、「これ」とは何でしょう、「いつまで」なんでしょうか？
　「すぐに」と言われても、人によって「その日のうちに」かもしれませんし、「2〜3日」かもしれません。
　大事なことは、5W1H[224]ですね。
　When（いつ）・Where（どこで）・What（何を）・Why（なぜ）・Who（誰が）・How（どのように）
　さらに、Whom（誰に）を加えて、対象者を特定する場合もあります。するとこうなります。
　「明日の昼（When）の会議（Where）で、○×の資料（What）を出す必要（Why）があるので、君（Who）が、△□のデータをこんなグラフにまとめて（How）おいてくれるかい？」ですね。

6）Iメッセージ

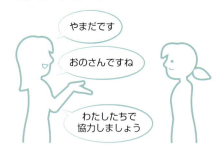

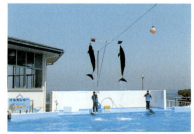

協調性のあるジャンプ（のとじま水族館）

　I（わたし）は、コミュニケーションを発しているのはわたし[225]ですという、責任の所在を明らかにしています。
　最近では、お店に電話をすると、必ず「○×が承りました」と言うようになりましたね。
　You（あなた）は、コミュニケーションを受け取っているあなたも、また、名前を持つ一個の存在であるという尊敬の念であり、対象をはっきりさせている効果があります。
　We（わたしたち）は、協調性を表す表現であり、共感の言葉です。
　英語などの外国語の表現では、必ず主語がはっきりしているのですが、日本語では省略される傾向にありますので、あえて使ってみるとよいでしょう。

---

[224]　ラドヤード・キップリングのジャングル・ブックに出てきた会話がルーツともいわれている。
I keep six honest serving-men. Their names are What and Why and When and How and Where and Who.
[225]　一時期はやった「わたし的には」ではない。これは、わたしの意見は世間一般の意見とは違いますよという、一種の予防線である。

7）No と言える

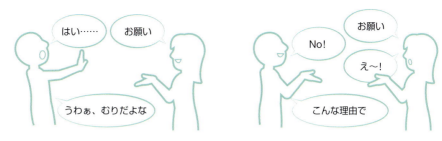

　日本人は「No」と言うのが苦手です。欧米人は、きちんと自分の言葉で「イエス」「ノー」と言います。自分の意見を言わなければ、生きていけません。

　日本人の「考えておきます」「今度、飲みに行きましょう」は、イエスなのかノーなのかはっきりしません。これは、自分で判断して、責任を取るのを避けています。

　ひとつの方法として、アサーティブ・コミュニケーション[226]があります。

　アサーティブ（assertive）はそのまま訳すと、自己主張になってしまいますが、あくまでも非攻撃的（ノンアグレッシブ：non-aggressive）な自己主張であり、積極的に、自分の意見や感情をはっきりと伝えることです。

　伝えたい情報を、すべて、相手に嫌な気持ちを与えずに、もちろん、自分もすっきりと伝えていきます。

　「No」という場合には、ただ、「No」とは言いません。

　きちんと、依頼をした相手が納得のできるような理由を言います。

　「この仕事やってくれる？」

　「えー、無理です」だけでは、トラブルになります。

　「お急ぎでしょうか？昨日、頼まれました明日までのAという仕事があるんですけど、それを、後回しにしてくれれば大丈夫です」

　こう言われたら、頼んだほうも、「じゃあ、いいよ」と言うかもしれませんし、「Aのほうは明後日でもいいから、こちらを先にやってくれない？」と言いやすくなりますね。

　日本人は、いきなり全否定されることが嫌いですので、まずは受け入れておきます。

　「Aと言う意見はほとんど同じです。ただ、一点違うとすると、ここなんですが……」

　まず同意できるところを伝えてから、相違点を伝えると受け入れやすいですね。

　提案するときにも、婉曲に表現できます。

　「こうすべきです」と言いたいところですが、「個人的な意見なんですが、こういう方法もあるのではないでしょうか？」と言えば、角も立ちません。

　ちょっとしたトレーニングでできるようになります。

---

[226] 森田汐生：あたらしい自分を生きるために―アサーティブなコミュニケーションがあなたを変える．童話館出版，長崎，2005．

森田汐生：心が軽くなる！気持ちのいい伝え方―「アサーティブ」な表現で人生が変わる！．主婦の友社，東京，2015．

大串亜由美：アサーティブ―「自己主張」の技術．PHP研究所，京都，2007．

平木典子：改訂版　アサーション・トレーニング―さわやかな〈自己表現〉のために．金子書房，東京，2009．

アサーティブジャパン．http://www.assertive.org

8）ポジティヴ・シンキング

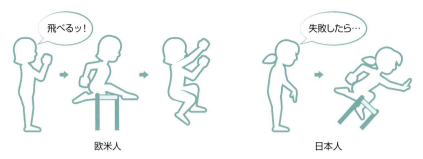

さて、「No」といえない日本人ですが、日本人はネガティヴ・シンキングという不思議なメンタリティを持っています。

オリンピックでハードル競技をしているとします。

日本人は、「ああ、失敗したらどうしよう。笑われるよな……（汗）」

と、頭の中で、失敗したところをイメージしています。

そのまま、筋肉はイメージ通りに動きます。

すると、本番に弱くて、練習よりも、萎縮して力が出ないので、失敗します！

失敗すると、「……」と、うなだれたり、ときには悔し涙を流したりしますね。

一方の、欧米人は、こうイメージします、「飛べる、飛べる、飛べる！」

頭の中では、完璧に飛べたところをイメージしているのです。

筋肉は、イメージ通りに付いてきます。

ですから、本番強くて、練習よりも、良い結果が出ることさえあります。

失敗しても、「シット！」って、けっこうポジティヴに悔しがっています。

その差は、どこにあるのでしょう？

人はイメージしたものが行動になります。さらに、イメージの強いもののほうが、どうしても優位になってしまいます。

でも、どうしてもポジティヴなイメージよりもネガティブなイメージのほうを、うじうじと頭の中で何度も繰り返してしまう傾向があります。これを、リイマジニングしなければなりません。

最近では、ビジネスのみでなくスポーツや医療の現場でも用いられるようになっている、神経言語プログラミング（NLP：Neuro Linguistic Programming）[227]という方法も活用してみると役に立つかもしれません。

....

[227] 1980年代に心理学者リチャード・バンドラーと言語学者のジョン・グリンダーの2人によって提唱されたコミュニケーション理論。優秀な人材の思考過程・行動原理を却下的に分析・抽出し、共有する手法。

リチャード バンドラー：神経言語プログラミング―頭脳（あたま）をつかえば自分も変わる．東京図書，東京，1986．

リチャード バンドラー，ジョン グリンダー：あなたを変える神経言語プログラミング．東京図書，東京，1997．

関野直行：なぜ、「あの人」には話が通じないのか？コミュニケーションを成功に導くテクニックはNLPにあった！．総合法令出版，東京，2006．

スザンヌ ヘンウッド，ジム リスター：医療・看護・ケアスタッフのための実践NLPセルフ・コーチング．春秋社，東京，2008．

6 すてきなチームマネジメント（ほんとうの協調性）

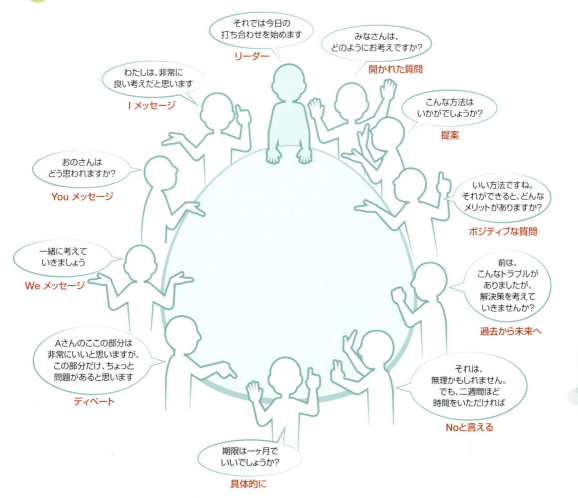

　本当の意味での協調性は、それぞれのメンバーが、それぞれの個性を理解しています。
　まず、相手の意見を聴き、きちんと自分の専門性から意見を言って対応します。
　相手の話を遮ったり、頭ごなしに説得しようとしたり、あからさまに否定はしません。
　哲学やディベートなどにもあるように、あるアイデアと、それとは反対のアイデアがあって、それに対する意見を交換する中で、違った見方のあることに気づき、もっと良いアイデアが生まれるのです。
　そのためには、まず自分のコミュニケーションの癖を知る。そして、もし足りないアイテムがあるなら、それを明確化してリイマジニングする。
　すてきなリーダーは、話しすぎる人には「ちょっと他の人の意見を聴いてから」とお願いし、話し下手の人には「あなたの考えはどう？」と促し、話が横道に逸れそうなときにはちゃんと元の軌道に戻しますし、会議の時間も無駄に長くなりません。
　すてきなチームは、お互いのアイデンティティの多様性を理解することから生まれます。

3 尊重と学び コミュニケーションを豊かにするために

1 今ここにいること

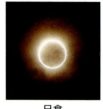

隠れていても
太陽の本質は
ちゃんとある

背を向けても
そこに
ちゃんとある

日食

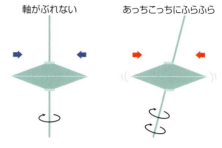

さて、人の心はどこにでも飛んでいけます。自分の心の深いところへも、過去へも、未来へも。でも、今生きているのは、今ここの瞬間の現実です。

どんなに、良い思い出があっても、思い出の中では生きられません。どんなに、すばらしい未来の夢があっても、未来は不確定です。おみくじや、占いに一喜一憂しても、未来は確定していません。

今の積み重ねが、過去の思い出となり、今の積み重ねが、未来を創り出します。

今、ここにいなければ、過去も未来もでき上がりません。

現実逃避をするわけにはいきません。

しかし、どんなに曇っていても、隠れていても、太陽はきちんとそこにあります。

どんな人の中にも、赤ちゃんのときの純粋なあなたもちゃんとそこにいます。

あなたの人生は、発達課題をどう学んできたかが決めていきます。

自分のテリトリーを知っている。自分の能力を知っている。自分の持っているものも、持っていないものもわかる。だから、自分の持っているものを、他の人のために活かしていこう。

他の人のテリトリーに、無断で、土足でずかずか入り込むようなことはしません。

お互いが、お互いを理解し、尊重します。だから、誰も傷つきません。

誰もが、わくわくしてにこにこと笑っています。

いつかは、そのような世界を夢見たいものです[228]。

---

[228] ジーン・ロッテンベリーのスタートレックというSFドラマがある。この世界にはお金がない。人々は、自分の才能（タレント）に従って、お互いを尊重し合って、自らの好きな仕事を提供する。奪い合う世界ではなく、与え合う世界を実現している。もちろん、ドラマなので、皮肉を込めて、領土問題や侵略、お金に執着した種属なども登場する。

渡部 明：生命と情報の倫理――『新スタートレック』に人間を学ぶ．ナカニシヤ出版，京都，2010.

ウェス・ロバーツ，ビル・ロス：スタートレック 指揮官の条件．ダイヤモンド社，東京，2003.

(Wess Roberts Ph.D.（著），Bill Ross：Star Trek: Make It So: Leadership Lessons from Star Trek: The Next Generation . Gallery Books, 1996)

2 鏡の法則

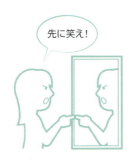
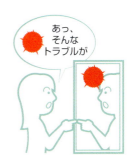

コミュニケーションの場において、あなたは、誰を見てコミュニケーションをしていますか？

コミュニケーションの最終奥義は、「鏡の法則」です。

さあ、あなたは鏡を見ます。
鏡の中に、あなたが映っています。
鏡の中のあなたは、どのような顔をしていますか？
あなたが笑えば、鏡の中のあなたも笑います。
あなたが悲しめば、鏡の中のあなたも悲しみます。

さあ、あなたが、鏡の中のあなたに「先に笑って」と言っても、笑ってくれるでしょうか？
あなたが、笑わない限り、鏡の中のあなたは笑いません。

あなたが見ている他の人は、みな、あなたの一部を映し出している鏡なのです。

でも、もし、鏡が曇っていたら？
もし、あなたの心の水面が波立っていたらどうでしょう？
そこには、真実が映らないかもしれませんね。

マリーの部屋を思い出してください。
あなたが見たことのないものは認識できません。
もし、あなたのまわりの人に嫌な部分が見えたら。
それは、あなたがその嫌な部分を持っているからです。
相手の嫌な部分に気がつきました。
似たような嫌な部分が自分にもあることにはっとします。
気がつくことが、もっとも重要なプロセスです（感情の明確化）。
そして、自分のブロッキングの鎧の棘を、一つずつ取り除いていきます。
そして、すべてが取り除かれたとき、いつかは純粋でまん丸なあなたになれます。

3 感性を育てる

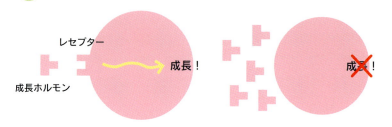
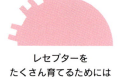

わたしたちの体の中のホルモンは、細胞の受容体（レセプター）で反応します。
でも、もし、受容体がなかったら、細胞は何の反応もしません。
わたしたちの心では、感性が、発達課題のアイテムを探すレセプターです。
コミュニケーションに大事なことは、感性を育てることです。
わたしの教鞭を執る短大の学生ガイドブックには、わたしが書いた、こんな文章があります。

> 本を読んでください。
> 映画を見てください。
> お友達とともに、泣いて笑ってください。
> 大いに、悩んでください。
> 色々な人生経験を積んでください。
> 見た目だけではなく、大事なのはその人の中身であり、人間としての厚みです。
> そのためには、皆さんが感性を育てることが必要です。
> 短大に在学する期間は、皆さんが「わたしはこんな人です」と胸を張って言える、
> アイデンティティを育んでいく時期です。

　パソコンの本体も、基本 OS も、アプリケーション・ソフトも進化し、どんどんアップグレードを繰り返していますが、人も同じです。変化することが常です。
　同じところで留まっていても、時間も世の中も急速に変化していますから、どんどん過去に取り残されていってしまいます。
　生物も、多様性の中で進化しています。
　自分と異なる概念があるから、コミュニケーションによって、お互いの足りない部分を補うことで、成長します。
　あなた自身は、誰かと同じでなくてもいいのです。
　誰かのまねをする必要もありませんし、誰かを追いかける必要もありません。
　誰かに、言われたからというのは、言い訳にしかすぎません。
　あなたは、あなた自身の役割を演じます。
　そのためには、リイマジニングをして、あなたを制限している、自分自身のものではない不都合なプログラミング（ブロッキング：壁）に気がつくこと、そして、それを外すことが自由なあなたを創り出します。
　そうすることで、子どものときには、自由で楽しい、喜びに満ちた選択をしていたことを思い出せます。
　オリジナリティのある自分自身＝アイデンティティを発揮することが、コミュニケーションの極意と言っても過言ではありません。

4　あなたのコミュニケーション力の卒業試験

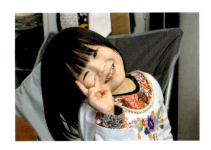
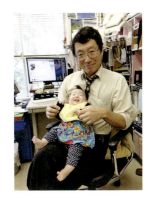

　リトマス試験紙というのは、小学校のときに、色々なもののpH（酸性かアルカリ性か）を測定するための試験紙でした。
　同じように、人生にも、あなた自身がどんな人間であるか、どんなコミュニケーションを取っているのかを調べる方法があります。

　人生のリトマス試験紙は、赤ちゃんです。
　さあ、あなたの目の前に赤ちゃんがいます。
　今、Stage 1で、この世の信頼を探しています。
　純粋な赤ちゃんには、あなたの心がまるごとお見通しです。
　赤ちゃんは、あなたに笑いかけてくれるでしょうか？
　きっとあなたは、優しい人なんですね。
　それとも、ふっと、目をそらしてしまいますか？
　赤ちゃんには、見たくないものが見えたのでしょう。
　もしかして、泣き出してしまいますか？
　急に顔がこわばると、叫びながら逃げ出されてしまった人もいました。
　もしかして、あなたのまわりには、赤ちゃんの純粋な目にしか見えない、とげとげの壁があるのかもしれません。
　これが、この本の卒業試験です。

　コミュニケーションを、堅苦しく考えることはありません。
　ただ、ちょっとだけ、＜恐れ＞に＜喜び＞を一滴加えて、＜勇気＞に変えればいいだけです。
　大人になった今だから、客観的に自分を見られます。
　子どもの頃に夢中だったもの。
　そんな自分をもう一度思い出せれば、リイマジニングは終了です。
　もう、コミュニケーションにトラブルの起こることはありません。
　きっと、あなたのまわりには、すばらしいチームができているでしょう。

INDEX

ア
I メッセージ	120, 124
アイデンティティ	32
──・クライシス	33
アイデンティフィケーション	60
アウトプット	15
アサーティブ	18
──・コミュニケーション	125
アダルト・チルドレン	27
アップデート	14
甘やかし	54

イ
イニシアティブ	46
インプット	15
意志	40
怒り	49, 88
育児放棄	39

ウ
We メッセージ	120
win-win	85, 97

エ
エスケープ	21
エリクソン	32
エリミネイト	22
厭世観	97

オ
臆病	52
恐れ	48
──からの脱却	87

カ
カタルシス	68
鏡の法則	129
感謝	50
感情	86
──移入	51
──の明確化	24, 129

キ
キャリブレーション	106
希望	38
犠牲	62
客観評価	42
虐待	39
共感	51, 62
協調性	16, 127
勤勉性	56

ク
クオリア	114

ケ
傾聴	119

コ
5W1H	124
コミュニケーション	8
──・ツール	10
──・ディスオーダー	12
コンフリクト	14
孤独	62

サ
サイコセラピー	110
挫折感	48
才能	56

シ
シュタイナー教育	112
自我	66
自己吸収	64
自己肯定感	76

索引

自己中心的	65
自己同一性	32
——の危機	33
自己評価	24
自信	107
自律	40
児童期	56
慈愛	50
嫉妬	89
質問法	122
社二病	26
初期成年期	62
情熱	49
心理療法	110
信頼	38
神経言語プログラミング	126
親密性	62

ス

スケープゴート	76
スタック	22
スタンフォード監獄実験	76
ステレオタイプ	113

セ

ゼークトの組織論	80
セルフ・アイデンティティ	32
成熟期	66
成年期	64
青年期	58
制御	40
積極性	46
絶望	66

ソ

ソーシャル・ネットワーキング・サービス	12
疎外感	54
創造性	64

タ

他力本願	53
妥協	62
大二病	26
達成感	42

チ

中二病（厨二病）	26

ツ

罪の意識	53

テ

テリトリー	72
停滞	64

ト

トラウマ	27
閉じた質問	122
同感	51
同情心	50

ナ

ナラティブセラピー	110

ニ

ニート	25
ニューマン	36
乳児期	38
乳児前期	40

ネ

ネガティヴ・フィードバック	69, 100
ネグレクト	39

ハ

ハヴィガースト	36
バグ	14

INDEX

――フィックス 23
パターナリスティック 63
パラサイト 25
――・シングル 25
パラ・リンガル・ランゲッジ 10
バリア 21
パワーゲーム 48, 53
パンドラの箱 27
発達課題 36, 69

ヒ
ピーターパン症候群 25
ヒューリスティクス 86
引きこもり 25
独り立ち 40
開かれた質問 122

フ
ブッキング 30
フリーズ 14
プレイバックシアター 110
プログラミング 15, 23
ブロッキング 20
ブロニーウェア 66
不信 39
不都合なプログラミング 23, 27
負の連鎖 102

ヘ
ペシミズム 97

ホ
ボディ・ランゲッジ 11
冒険 46

マ
マズローの欲求ピラミッド 84
マリーの部屋 77

メ
メラビアンの法則 10

モ
モチベーション 94
モラトリアム 61

ユ
You メッセージ 120
勇気 49
優越感 52

ヨ
幼児期 46
欲求不満 44, 55
喜び 47

リ
リイマジニング 30
リカレント教育 35
リブート 14
リメディアル教育 35
リンガル・ランゲッジ 10
理不尽 53

レ
劣等感 56, 107

ロ
老年期 66

〔著者略歴〕

山田隆文(Takafumi Yamada)
1985年　日本大学歯学部卒業
1990年　東京医科歯科大学歯学部大学院歯学研究科修了
1990年　東京医科歯科大学歯学部口腔外科第一講座
現在　　明倫短期大学歯科衛生士学科教授
　　　　東京医科歯科大学大学院 医歯学総合研究科 顎顔面頸部機能再
　　　　建学系 顎顔面機能修復学講座 顎顔面外科学 非常勤講師

クインテッセンス出版の書籍・雑誌は、歯学書専用
通販サイト『歯学書.COM』にてご購入いただけます。

PCからのアクセスは…
歯学書　検索

携帯電話からのアクセスは…
QRコードからモバイルサイトへ

チームマネジメントのための行動科学入門
コミュニケーション・リイマジニング

2016年7月10日　第1版第1刷発行

著　者　山田隆文
　　　　やまだたかふみ

発行人　北峯康充

発行所　クインテッセンス出版株式会社
　　　　東京都文京区本郷3丁目2番6号　〒113-0033
　　　　クイントハウスビル　電話(03)5842-2270(代表)
　　　　　　　　　　　　　　　　(03)5842-2272(営業部)
　　　　　　　　　　　　　　　　(03)5842-2279(編集部)
　　　　web page address　http://www.quint-j.co.jp/

印刷・製本　サン美術印刷株式会社

©2016　クインテッセンス出版株式会社
Printed in Japan
ISBN978-4-7812-0508-3　C3047

禁無断転載・複写
落丁本・乱丁本はお取り替えします
定価はカバーに表示してあります